このシールをはがすと本書の付録「おーつか先生のプロンプト集」にアクセスするためのシリアル番号が記載されています。

↙ ここからはがしてください。

本 Web 付録の利用ライセンスは，本書1冊につき1つ，個人所有者1名に対して与えられるものです。第三者へのシリアル番号の提供・開示は固く禁じます。また図書館・図書施設など複数人の利用を前提とする場合には，本 Web 付録を利用することはできません。
※図書館・図書施設では，このページを切り取ったうえでお貸出しください。

医師による医師のための
ChatGPT入門

臨床・研究を変える
究極のプロンプト
500選

近畿大学医学部皮膚科学教室
主任教授
大塚篤司

医学書院

著者略歴 **大塚 篤司**(おおつか あつし)
近畿大学医学部皮膚科学教室主任教授

2003年, 信州大学医学部卒業. 博士(医学). 日本皮膚科学会専門医・指導医, がん治療認定医, 日本アレルギー学会認定専門医など. 京都大学医学部特定准教授を経て2021年より現職.

がん・アレルギーのわかりやすい解説をモットーとし, コラムニストとしても活躍. 著書に『世界最高のエビデンスでやさしく伝える 最新医学で一番正しい アトピーの治し方』(ダイヤモンド社), 『本当に良い医者と病院の見抜き方、教えます。"患者の気持ちがわからない"お医者さんに当たらないために』(大和出版), 『心にしみる皮膚の話』(朝日新聞出版), 『まるごとアトピー――アトピー性皮膚炎の病態から最新薬剤, 患者コミュニケーションまで』『皮膚科手技大全』(医学書院), 『白い巨塔が真っ黒だった件』(幻冬舎), 『皮膚科医の病気をめぐる冒険―医療を超えたクロストークで辿り着いた新しい自分』(新興医学出版社)などがある.

医学書院からB'zの本を出すのが夢.

X(旧Twitter):@otsukaman

医師による医師のための ChatGPT 入門
臨床・研究を変える究極のプロンプト 500 選

発　行　2025年4月1日　第1版第1刷©

著　者　大塚篤司

発行者　株式会社　医学書院
　　　　代表取締役　金原　俊
　　　　〒113-8719　東京都文京区本郷1-28-23
　　　　電話　03-3817-5600(社内案内)

組　版　ビーコム

印刷・製本　三美印刷

本書の複製権・翻訳権・上映権・譲渡権・貸与権・公衆送信権(送信可能化権を含む)は株式会社医学書院が保有します.

ISBN978-4-260-06180-3

本書を無断で複製する行為(複写, スキャン, デジタルデータ化など)は, 「私的使用のための複製」など著作権法上の限られた例外を除き禁じられています. 大学, 病院, 診療所, 企業などにおいて, 業務上使用する目的(診療, 研究活動を含む)で上記の行為を行うことは, その使用範囲が内部的であっても, 私的使用には該当せず, 違法です. また私的使用に該当する場合であっても, 代行業者等の第三者に依頼して上記の行為を行うことは違法となります.

JCOPY 〈出版者著作権管理機構　委託出版物〉
本書の無断複製は著作権法上での例外を除き禁じられています. 複製される場合は, そのつど事前に, 出版者著作権管理機構 (電話 03-5244-5088, FAX 03-5244-5089, info@jcopy.or.jp)の許諾を得てください.

序

　『医師による医師のための ChatGPT 入門』を世に送り出したのは，2024 年 6 月のことでした．同年 10 月には続編となる『医師による医師のための ChatGPT 入門 2』を出版し，おかげさまで大きな反響を頂戴しました．

　きっと多くの方が ChatGPT をはじめとする生成 AI を日々の業務に取り入れ，その効率化を実感してもらえるのだろうとばかり思っていました．しかし，現実は私の想像とは異なっていました．依然として多くの方が ChatGPT を使いこなせておらず，その事実を目の当たりにしたとき大きな驚きを覚えました．先生方とお話をする中で「ChatGPT を使ってみたけれど，プロンプトをどう書けばよいのかわからない」という声を多く耳にし，この課題の大きさを痛感しました．

　そこで本書は「ChatGPT にどのような指示を与えれば，求める答えが返ってくるのか」という一点に焦点を絞り，実践的なプロンプト例を厳選して 500 個にまとめました．

　講演会やワークショップなどを通じて常々お伝えしているのですが，ChatGPT を使いこなすための第一歩は，何よりもまず「慣れること」だと確信しています．どのようなプロンプトを入力すれば，ChatGPT がこちらの意図を汲み取り，的確な答えを返してくれるのか．最初は手探りでも構いません．試行錯誤を繰り返すうちに，自然とプロンプトの「コツ」のようなものが掴めてくるはずです．

　私自身，ChatGPT を使い始めた当初は，まさに試行錯誤の連続でした．「このプロンプトなら，きっと欲しい情報が得られるはずだ」と仮説を立てては検証し，また新たなプロンプトを試す．その繰り返しの中で，徐々に ChatGPT との「対話」の仕方がわかってきたのです．そしてその結果，ChatGPT は私の業務に欠かせない強

力なツールとなりました.

　本書に掲載した 500 個のプロンプトは,あくまでも「出発点」です.まずはこれらのプロンプトを実際に試してみてください.そして,ChatGPT からの回答を丁寧に確認し,ご自身の知識や経験と照らし合わせてみてください.500 回の「実践」を終える頃には,きっと ChatGPT を自在に操り,思いどおりの答えを引き出せるようになっているはずです.そして,プロンプトを作成する際の「勘所」のようなものが自然と身についていることでしょう.本書が「ChatGPT を使ってみたいけれど,何から始めればよいのかわからない」と感じていらっしゃる先生方が最初の一歩を踏み出すための一助となれば,著者としてこれ以上の喜びはありません.

　本書の作成にあたっては,各分野の専門医の先生方に多大なるご協力を賜りました.外科医の山本健人先生,糖尿病内科医の馬渕まり先生,循環器内科医の後藤礼司先生,呼吸器内科医の倉原優先生,それぞれの専門分野の先生方に,ChatGPT が出力した回答の正確性をご検証いただきました.その結果は,ChatGPT の現状の精度を把握するうえで極めて価値のある指標となりました.ご多忙の中,貴重なお時間を割いてご協力くださった先生方に深謝申し上げます.

　本書を手に取ってくださった先生方が,ChatGPT を 120％活用し,日々の診療や研究活動をより一層充実したものにされることを心から願っています.

2025 年 2 月吉日

大塚篤司

目次

第1章　臨床で役立つプロンプト　　1

診断に迷ったときに使うプロンプト　　2

1　[疾患名] の初期症状を5つ挙げてください.　　2

2　[疾患名] の初期症状について, 見落としやすい非典型的な症状を3つ挙げてください.

3　[疾患名] の初期症状のうち, すぐに専門医紹介が必要となる警告症状(red flags)を挙げてください.

4　[疾患名] の初期症状に対して, 有用な問診項目や身体所見を挙げてください.

5　[症状 A], [症状 B], [症状 C] を主訴とする [年齢] 代 [性別]. 考えられる疾患を鑑別診断リストとして5つ挙げてください.　　4

6　[症状 A], [症状 B] を主訴とする [年齢] 代 [性別]. [関連する既往歴] があり, [重要な生活歴 / 環境因子] です. これらを踏まえて, 優先度の高い緊急性のある疾患を3つ挙げてください.

7　[主症状] に対して [検査 A] と [検査 B] を実施したところ, [検査結果] でした. この結果から考えられる [疾患群] の中で, 特に [性別][年齢] 代の患者で注意すべき疾患を3つ挙げてください.

8　[主症状] で [期間] 前に受診し, [初期治療] を行った [年齢] 代 [性別]. 症状の改善が乏しく, 新たに [症状 C] が出現しています. 治療効果が不十分な原因として考えられる要因を分析し, 必要な追加検査を挙げてください.

9　[疾患名] の鑑別診断に有用な検査を3つ挙げてください.　　8

10　[疾患名] の鑑別診断に有用な緊急検査を3つ挙げてください.

11　これらの検査結果の解釈において注意すべきポイントを教えてください.

12　検査の適切な実施順序について教えてください.

13　小児における [症状 A] の鑑別診断で重要な疾患を3つ挙げてください.　　10

14　小児の [症状 A] に対する初期治療について説明してください.

15　小児の [症状 A] について, 外来フォローアップ時に確認すべき項目と悪化サインを説明してください.

16 小児の [症状 A] について，保護者への説明で含めるべき重要事項を教えてください.

17 高齢者における [症状 A] の鑑別診断で重要な疾患を 3 つ挙げてください. ⋯⋯⋯⋯ 12

18 高齢者の [症状 A] において，入院適応を判断する際の重要な評価項目を説明してください.

19 高齢者の [症状 A] において，併存疾患(高血圧，糖尿病，心不全など)による修飾や注意点を説明してください.

20 高齢者の [症状 A] において，患者・家族教育やセルフケア指導を行う際に有効なポイントを説明してください.

21 妊娠中の女性における [症状 A] の鑑別診断で注意すべき点を 3 つ挙げてください. ⋯⋯⋯⋯ 15

22 妊娠中の女性における [症状 A] に対して使用可能な薬剤を挙げてください.

23 妊娠中の女性で [症状 A] が出現した際，妊娠週数による対応方針の違いや要注意ポイントを挙げてください.

24 妊娠中の女性における [症状 A] において，出産後のフォローアップや産後ケア，育児への影響を考慮したアドバイスを提示してください.

25 [血液検査結果] から考えられる疾患を 3 つ挙げてください. ⋯⋯⋯⋯ 18

26 [血液検査結果] の異常が続く場合に，次に行うべき追加検査を 3 つ挙げてください.

27 [血液検査結果] に加えて [症状・所見] がある場合に，考えられる疾患を 1 つ選び，確定診断に必要な検査を挙げてください.

28 [血液検査結果] が改善しない症例で，治療抵抗性を示す要因を 3 つ挙げ，それぞれに対応する検査を提案してください.

29 [疾患名] の最新の治療ガイドラインを要約してください. ⋯ 20

30 [疾患名] における最新ガイドラインの主要変更点を 3 つ挙げてください.

31 [疾患名] に関する異なる国・地域のガイドラインを比較し，相違点を 1 つ取り上げてください.

32 [疾患名] のガイドラインで推奨される治療ステップをフローチャート形式で示し，各ステップで考慮すべき点をまとめてください.

33 [疾患名] の患者に推奨される生活習慣改善策を 5 つ挙げてください. ⋯⋯⋯⋯ 22

34 [疾患名] の患者向けに，特定の生活習慣改善策(例：禁煙)を成功に導くためのステップを 3 つ挙げてください.

目次　vii

35 [疾患名] 患者の生活指導において，食事療法を具体化するためのメニュー例を 3 つ示してください．

36 [疾患名] における生活習慣改善の効果判定を行うため，定期的に評価すべき指標を 3 つ挙げ，各指標が示す臨床的意義を説明してください．

37 [疾患名] の重症度分類について説明してください． …… 24

38 [疾患名] において，重症度判定に用いられる主な指標を 3 つ挙げてください．

39 [疾患名] の重症度分類をもとに，治療強化が必要となる段階を 1 つ示してください．

40 [疾患名] に対する重症度分類が不明瞭な症例で，追加で確認すべき臨床所見や検査結果を 3 つ挙げ，それぞれが評価に役立つ理由を説明してください．

検査に困ったときに有用なプロンプト　28

41 [症状 A] と [症状 B] を訴える患者に必要な検査項目をリストアップしてください． …………… 28

42 [症状 A] と [症状 B] を主訴とする患者で，まず除外すべき緊急疾患を 3 つ挙げてください．

43 [症状 A] と [症状 B] が同時に認められた患者で，病歴聴取時に特に確認すべき事項を 3 つ挙げてください．

44 [症状 A] と [症状 B] を訴える患者で，基本的な検査で異常が認められなかった場合，追加で検討すべき特殊検査を 2 つ挙げ，その選択理由を簡潔に示してください．

45 [疾患名] の疑いがある場合に実施すべき検査を 5 つ挙げてください． …………… 32

46 [疾患名] が疑われる患者で，初期検査に異常がない場合，追加で検討すべき詳細な検査を 3 つ挙げてください．

47 [疾患名] を念頭に置く際，初期検査で特定の所見（例：特異的マーカー上昇）が出た場合に次に行うべき検査を 1 つ挙げてください．

48 [疾患名] が鑑別リストにある状況で，併存症や既往歴に応じて検査計画を修正する例を 2 つ示し，それぞれの考えかたを簡潔に整理してください．

49 [薬剤 A] の投与前検査として必要な項目をリストアップしてください． …………… 34

50 [薬剤 A] の投与中に定期的に行うべきモニタリング項目を 3 つ挙げてください．

51 [薬剤 A] による副作用が疑われる場合，追加で実施すべき検査を 3 つ挙げてください．

viii 目次

52 [薬剤 A] の使用を検討する際，[既往歴] を踏まえて追加または
変更すべき検査項目を 1 つ挙げ，その理由を述べてください.

53 健康診断で異常値が見つかった場合の精査方法について，
[異常値の種類] ごとに説明してください. ………………………… 36

54 健康診断異常値のフォローアップで，[特定の検査値] が改善
しない場合に追加で考慮すべき検査を 3 つ挙げてください.

55 健康診断で複数の異常値 [検査値データ] が同時に見つかった
場合，優先的に精査すべき項目を 1 つ選んでください.

56 健康診断異常値 [実際の検査値データ] に対する生活習慣改善
指導の例を 3 つ挙げ，それぞれがどのような異常値改善に役
立つかを示してください.

治療法を検討する際に有用なプロンプト 38

57 [疾患名] の標準的な治療法を，第一選択から第三選択まで
提示してください. ………………………………………………………… 38

58 [疾患名] の治療過程で，第二選択・第三選択の治療を適用す
るタイミングを 1 つ挙げてください.

59 [疾患名] において，第一選択治療が無効または有害事象を生
じた場合に検討すべき代替治療を 2 つ挙げてください.

60 [疾患名] の治療ガイドライン改訂により，第二選択治療が変
化しましたが，その背景となるエビデンスや臨床試験結果を
簡潔にまとめてください.

61 [疾患名] の治療における最新の知見を踏まえて，効果的な
治療戦略を立案してください. ……………………………………… 40

62 [疾患名] の治療において，新規承認された薬剤 A の位置づけ
を示してください.

63 [疾患名] に関する最近の大規模臨床試験結果を踏まえ，標準
治療アルゴリズムへの組み込みかたを提案してください.

64 [疾患名] に対する最新治療法の中で，エビデンスは十分でな
いが将来的な期待があるアプローチを 1 つ挙げてください.

65 [疾患名] の治療において，患者の QOL を向上させるため
の工夫点を 3 つ挙げてください. …………………………………… 42

66 [疾患名] 患者に対して，日常生活で実行しやすいセルフマネ
ジメント方法を 3 つ挙げてください.

67 [疾患名] における治療で生じる副作用の緩和策を 3 つ挙げて
ください.

68 [疾患名] 治療中の患者が社会復帰を目指す際，サポート可能
な社会資源を 3 つ挙げてください.

69 [疾患名] の薬物療法開始にあたって，患者に説明すべき点
を 5 つ挙げてください. …………………………………………………… 44

目次　　ix

70 [薬剤名] を初めて処方する際に，特に強調すべき安全性上の注意点を 2 つ挙げてください．

71 [疾患名] 患者における複数薬剤併用時，薬物相互作用を回避するための説明ポイントを 3 つ示し，それぞれがなぜ重要かを簡潔に述べてください．

72 [疾患名] の薬物療法を継続している患者に対して，定期的に再確認すべき服薬関連事項を 3 つ挙げてください．

73 [疾患名] の外科的治療の適応について説明してください． ……………………………………… 46

74 [疾患名] の外科的治療適応を拡大した近年のエビデンスを 1 つ挙げてください．

75 [疾患名] で外科的治療を検討する場合，術前評価で特に注意すべきリスク因子を 3 つ挙げてください．

76 [疾患名] の外科的治療後に必要となるフォローアップ項目を 2 つ挙げ，その根拠と意義を簡潔に示してください．

77 [疾患名] に対する化学療法のプロトコル例を挙げてください． ……………………………………… 50

78 [疾患名] における化学療法レジメン変更の判断材料となる指標を 2 つ挙げてください．

79 [疾患名] 化学療法中の患者で，有害事象発生時に追加で行うべき評価項目を 3 つ挙げてください．

80 [疾患名] に対する化学療法と分子標的薬併用時に注意すべきポイントを 2 つ挙げ，その背景を簡潔に説明してください．

81 副作用が少ない [疾患名] の治療法を提案してください． …… 52

82 [疾患名] 治療において，副作用軽減を目的に用いられる補助的治療法を 3 つ挙げてください．

83 [疾患名] に対する標準治療の副作用を減らすための薬剤調整策を 1 つ挙げてください．

84 [疾患名] 治療において，副作用リスクが特に懸念される [患者層] に対して推奨される低侵襲的介入を簡潔に説明してください．

85 [薬剤名] の併用禁忌および併用注意である薬剤を挙げてください． ……………………………………… 54

86 [薬剤名] と特定の相互作用を起こす薬剤がなぜ問題となるか，作用機序上の理由を 1 つ挙げて説明してください．

87 [薬剤名] の相互作用リスクを軽減するために，処方時に確認すべき患者背景情報を 2 つ挙げてください．

88 [薬剤名] 併用中に重大な副作用が疑われた場合，追加で行うべき確認や検査項目を 2 つ挙げてください．

患者への説明に使えるプロンプト 56

89 [疾患名] について，中学生にも理解できるよう説明してください. ……………… 56

90 [疾患名] について，小学生にも理解できるよう，やさしい言葉で説明してください.

91 [疾患名] を，高校生向けに詳しく，医学的な背景もふまえて説明してください.

92 [疾患名] の理解を深めるために，日常生活で気をつけるポイントを中学生にもわかりやすいように 3 つ挙げ，その理由も説明してください.

93 [疾患名] の予後について，患者にどのように説明すればよいですか？ ……………… 58

94 [疾患名] の予後を患者が尋ねたときに，適切な対応が難しい場合に検討できる相談先やサポート資源を 2 つ挙げてください.

95 [疾患名] の予後説明において，実際の統計データを使う際に注意すべき点を 1 つ挙げ，その理由を示してください.

96 [疾患名] の予後が不確実な場合，患者とのコミュニケーションで強調すべきポイントを 2 つ挙げ，それぞれがどのような効果をもたらすか説明してください.

97 問診時に注意すべき非言語コミュニケーションを 3 つ挙げてください. ……………… 60

98 問診時における不適切な非言語サインを 3 つ挙げ，それが患者に与える可能性のある悪影響を示してください.

99 非言語コミュニケーションを改善するためのトレーニング方法を 2 つ挙げてください.

100 文化的背景が異なる患者 [具体例] との問診で，非言語コミュニケーションにおいて留意すべき点を 1 つ挙げ，その理由を述べてください.

101 患者の訴えを聞き出すための効果的な質問方法を 3 つ挙げてください. ……………… 62

102 患者が自分の症状をうまく言語化できない場合，理解を深めるためのフォローアップ質問を 2 つ挙げてください.

103 多くの訴えを一度に話す患者に対して，優先度を整理するための質問テクニックを 1 つ挙げてください.

104 言語障害やコミュニケーション困難な患者の診察で，代替的な情報収集手段を 2 つ挙げ，それぞれの有用性を説明してください.

目次　xi

救急外来で使えるプロンプト　64

105 アナフィラキシーショックの初期対応を説明してください.
.... 64

106 アナフィラキシーの典型的症状を 5 つ挙げ，各症状がどのような病態変化を示すか説明してください.

107 アナフィラキシーショック発生後，入院管理中に観察すべき指標を 2 つ挙げ，それぞれの臨床的意義を示してください.

108 アナフィラキシー既往患者に対して，予防的措置として行うべき生活指導やアドレナリン自己注射薬の使用指導ポイントを 3 つ挙げてください.

109 急性腹症の鑑別診断をフローチャートで示してください.
.... 66

110 急性腹症で特に除外すべき緊急疾患を 2 つ挙げ，それらを疑うポイントと迅速に行うべき検査を説明してください.

111 急性腹症の患者で鑑別困難な場合，追加で有用な画像検査を 2 つ挙げ，各検査の強みを示してください.

112 高齢患者の急性腹症鑑別で，症状が非典型的になりやすい理由を 1 つ挙げ，その対策を簡潔に示してください.

113 胸痛を訴える患者の鑑別診断を 5 つ挙げてください. 70

114 胸痛患者で最初に確認すべき重症疾患を 2 つ挙げ，それらを迅速に除外するための必須検査を説明してください.

115 胸痛とともに発熱を認める患者で考慮すべき感染性疾患を 1 つ挙げ，その診断のために行うべき検査を示してください.

116 運動時に誘発される胸痛に着目して，可能性が高まる疾患を 1 つ挙げ，その病態生理を簡潔に説明してください.

117 頭痛を訴える患者の鑑別診断を 5 つ挙げてください. 72

118 頭痛患者で早期に除外すべき重篤疾患を 2 つ挙げ，その判断のポイントとなる症状・所見を説明してください.

119 慢性頭痛患者で，片頭痛と緊張型頭痛を区別するための特徴的所見を 1 つ挙げ，それがどのような診断上の意味をもつか示してください.

120 頭痛患者への追加検査選択を考えるうえで有用な問診項目を 2 つ挙げ，それぞれがどのような鑑別に役立つか説明してください.

121 めまいを訴える患者の鑑別診断を 5 つ挙げてください. 74

122 めまい患者で中枢性病変を疑う所見を 2 つ挙げてください.

123 めまいが姿勢変換時に明確に誘発される場合に，行うべき検査を 1 つ挙げてください.

124 めまいを訴える高齢患者で，特に考慮すべき循環動態異常を 1 つ挙げ，その診断・対策方法を簡潔に説明してください.

xii 目次

125 適切な輸液を選択するためのポイントを3つ挙げてください. ……… 76

126 [病態] で適切な輸液療法を行うために考慮すべき特別な要因を1つ挙げ,その理由を説明してください.

127 急性出血時に優先して投与すべき輸液の種類を1つ挙げ,その選択根拠を簡潔に示してください.

128 長期入院患者における維持輸液計画を考えるうえで,注意すべき代謝・電解質異常を1つ挙げ,それに対処する戦略を示してください.

第2章 学会発表で役立つプロンプト 79

疾患背景をまとめるのに有用なプロンプト 80

129 [疾患名] の疫学,病態生理,診断,治療についてまとめてください. ……… 80

130 [疾患名] の主要な合併症を3つ挙げ,それぞれの発生機序を説明してください.

131 [疾患名] のガイドライン改訂による診断・治療戦略の変化を1つ挙げ,その背景となるエビデンスを簡潔に示してください.

132 [疾患名] において,治療抵抗性が生じる要因を1つ挙げ,その原因解明や対策に役立つ追加検査・研究方向性を提示してください.

133 [治療法A] の作用機序,有効性,安全性についてまとめてください. ……… 84

134 [治療法A] が他の標準治療法と比較して優位性を示すエビデンスを1つ挙げ,その臨床的意義を説明してください.

135 [治療法A] の使用が困難または避けるべき患者群を1つ挙げ,その理由を簡潔に示してください.

136 [治療法A] の長期的影響や予後改善効果を評価するうえで重要となる指標を2つ挙げ,それぞれが何を示唆するか説明してください.

137 [疾患名] に関する最新の臨床試験の結果を要約してください. ……… 86

138 [疾患名] の新規治療薬に関する大規模臨床試験結果を1つ挙げ,その研究デザインと主要エンドポイントを説明してください.

目次 xiii

139 [疾患名] の治療において，最近の臨床試験で陰性または中立的な結果が示された介入を 1 つ挙げ，その臨床的意義を検討してください.

140 [疾患名] に関する複数の試験結果が矛盾する場合，それらをどのように解釈し，臨床判断に反映させるかの考えかたを示してください.

141 [疾患名] に関する主要なガイドラインを 3 つ挙げてください. 88

142 [疾患名] に関する国際学会と国内学会のガイドラインの違いを 1 つ挙げ，その背景を説明してください.

143 [疾患名] において，ガイドラインが推奨する治療が近年のエビデンスで改訂された例を 1 つ挙げ，その変化の臨床的意義を示してください.

144 [疾患名] のガイドラインの課題点や今後の展望について，研究動向や社会情勢を踏まえて考察してください.

145 [疾患名] の診断基準について，各項目を解説してください. 90

146 [疾患名] の診断基準が，近年の研究結果を踏まえて変更・改訂された背景と臨床的意義を説明してください.

147 [疾患名] の診断基準に加え，重症度分類に用いられる評価項目を 2 つ挙げてください.

148 [疾患名] における国際的な診断基準と国内学会による診断基準を比較し，相違点と臨床応用時の留意点を説明してください.

149 [疾患名] の遺伝的背景について説明してください. 94

150 [疾患名] における複数の遺伝子変異が発見されている場合，代表的な変異を 1 つ挙げ，その機能的な影響を説明してください.

151 [疾患名] で家族性発症を示唆する臨床的特徴を 2 つ挙げ，それらが遺伝的背景の検索に役立つ理由を示してください.

152 [疾患名] の遺伝的背景研究から得られた知見が，治療薬開発や予防戦略にどのように結びついているか，一例を挙げて説明してください.

153 [疾患名] の環境要因について説明してください. 96

154 [疾患名] において，特定の環境汚染物質が疾患発症リスクを高める例を 1 つ挙げ，そのメカニズムと疫学的裏付けを示してください.

155 [疾患名] の予防策を立てる際，環境要因をどのように考慮すべきか，具体的な介入方法を挙げて説明してください.

156 [疾患名] に対する環境要因の影響が時代とともに変化している例を 1 つ挙げ，その背景と今後の展望を考察してください.

157 [疾患名] の予防策について，エビデンスをもとに説明してください. 98

> **158** [疾患名] に対する特定の予防策のエビデンスが十分でない場合，その不確実性を考慮したうえでの臨床判断方法を示してください.
>
> **159** [疾患名] 予防に関する最新の大規模無作為化比較試験の結果を 1 つ挙げ，その臨床的意義を簡潔にまとめてください.
>
> **160** [疾患名] 予防に関するガイドラインで，推奨度が高いが実行困難な対策を 1 つ挙げ，現場での実現性向上に役立つ工夫を示してください.

考察作成に役立つプロンプト 100

161 [添付論文] の研究結果から導き出せる結論は何ですか？ 100

> **162** [添付論文] の研究結果が元の仮説を支持するか，それとも反証するかを説明してください.
>
> **163** [添付論文] の研究結果を踏まえて，今後どのような追加研究が必要と考えられますか？
>
> **164** [添付論文] の研究結果から，臨床応用に際して注意すべき点を 2 つ挙げてください.

165 [添付論文] の研究の限界点を 3 つ挙げてください. 102

> **166** [添付論文] の研究において，限界点が結果解釈に与える影響を 1 つ示し，その理由を説明してください.
>
> **167** [添付論文] の研究限界を補うための追加研究デザインを 1 つ提案し，そのメリットを示してください.
>
> **168** [添付論文] の研究結果を臨床応用する際，限界点を考慮してどのような注意が必要か，2 つ挙げて説明してください.

169 [添付論文] の研究結果を踏まえて，今後の研究の方向性を提案してください. 104

> **170** [添付論文] の研究結果から，新規治療ターゲットが示唆される場合，その実用化に向けて考慮すべき研究課題を 1 つ挙げて説明してください.
>
> **171** [添付論文] の研究結果が十分なエビデンスを提供できていない場合，メタアナリシスやシステマティックレビューによる総合評価が有効な理由を示してください.
>
> **172** [添付論文] の研究結果をもとに，異なる患者集団や疾病ステージでの効果検証が必要である場合，その研究デザインを簡潔に提案してください.

173 [添付論文] の研究結果と先行研究との比較を行い，考察してください. 106

目次 **xv**

174 [添付論文 A] の研究結果が, [添付論文 B] と矛盾する原因と考えられる要素を 2 つ挙げて説明してください.

175 [添付論文] の研究結果と先行研究を統合した総合的な知見を示し, その実臨床上の意義を簡潔にまとめてください.

176 [添付論文 A] の研究結果が上位エビデンス(たとえばメタアナリシスやシステマティックレビュー)の [添付論文 B] と食い違う場合, どのような追加検証が必要か提案してください.

177 [添付論文] の研究で使用した統計手法の妥当性について検討してください. 108

178 [添付論文] の研究で用いられた統計手法に対し, 代替となり得る統計モデルや解析方法を 1 つ挙げ, その利点を説明してください.

179 [添付論文] の研究結果解釈において, 選択された統計手法がバイアスを増大させる可能性がある場合, どのような対策が考えられるか示してください.

180 [添付論文] の研究手法を改善するために, 今後の研究デザインにおいて考慮すべき統計的要素を 3 つ挙げ, それぞれの意義を説明してください.

181 [添付論文] の研究結果のバイアスについて考察してください. 110

182 [添付論文] の研究で特に影響が大きいと考えられるバイアスを 1 つ特定してください.

183 [添付論文 A] の研究結果を [添付論文 B] と比較し, バイアスの有無や程度が結果の整合性にどのような影響を及ぼすか考察してください.

184 [添付論文] の研究に対して, 今後バイアスを軽減するための研究デザイン改善案を 1 つ提案してください.

185 [データ] から, どのような解釈が可能ですか? 考えられる解釈を 3 つ挙げてください. 112

186 得られたデータ [データ] が矛盾する複数の解釈を生む場合, 矛盾を解消するために必要な追加情報を 2 つ挙げてください.

187 得られたデータ [データ] に関して, 一見類似した解釈が複数存在する場合, それらを区別する決め手となる所見や検査を 1 つ挙げ, その理由を説明してください.

188 得られたデータ [データ] が診断的意義だけでなく, 治療方針や予後判定にも利用できる可能性がある場合, その応用例を 1 つ示してください.

189 [添付論文] の研究における交絡因子について考察し, その影響を最小限にする方法を提案してください. 114

190 [添付論文] の研究で特に重要な交絡因子を 1 つ選び, その交絡因子が結論に及ぼす具体的影響を説明してください.

xvi 目次

191 [添付論文] の研究結果が交絡因子調整前後でどのように変化するかを推測し，その変化が示唆する意義を考察してください.

192 [添付論文] の研究において，交絡因子を統計的に調整する際に想定される限界点を 1 つ挙げ，その原因と対策を説明してください.

193 [添付論文] の研究結果から，医療政策への提言を導き出してください. ────────────────────── 116

194 [添付論文] の研究結果をもとに，特定の患者集団を対象とした医療政策介入を 1 つ提案し，その期待される効果と課題を示してください.

195 [添付論文] の研究で示されたエビデンスを用いて，医療費抑制につながる政策変更案を 1 つ挙げ，その背景を説明してください.

196 [添付論文] の研究結果と既存ガイドラインを比較し，必要とされるガイドライン改訂点を 1 つ提案し，その政策的意義を考察してください.

プレゼンテーションに役立つプロンプト 118

197 [発表タイトル] のプレゼンテーションスライドの構成案を作成してください. ────────────────────── 118

198 [発表タイトル] で使用する図表やグラフの例を 3 つ挙げてください.

199 [発表タイトル] のプレゼンテーションで，理解を促すための工夫(アニメーション，色使い，フォント選びなど)を 3 つ挙げてください.

200 [発表タイトル] を院内勉強会向けに構成する場合，学会発表向けとの違いを 1 つ示してください.

201 聴衆を惹きつけるプレゼンテーションの構成要素を 3 つ挙げてください. ────────────────────── 120

202 限られた時間でプレゼンを行う際，聴衆を惹きつけるために特に重要な要素を 1 つ挙げ，その理由を説明してください.

203 聴衆を惹きつけるプレゼンで陥りがちな悪習慣を 2 つ挙げ，その改善策を示してください.

204 オンラインプレゼンテーションで聴衆を惹きつける際，対面発表と異なる工夫点を 1 つ挙げてください.

205 質疑応答で想定される質問と回答例を作成してください：[発表スライドや原稿]. ────────────────────── 122

206 [発表タイトル] で，専門家以外からの一般的な質問(患者家族や行政関係者)を想定し，回答例を示してください.

目次　xvii

207 [発表タイトル] に対して，批判的な立場から想定される質問を 1 つ挙げ，その回答例を考えてください．

208 [発表タイトル] に対して，想定外の質問が来た場合，その回答例を考えてください．

209 [研究キーワード A]，[研究キーワード B] に関する魅力的な演題を考えてください． ……………………………………… 124

210 [研究キーワード A]，[研究キーワード B]，[研究キーワード C] をすべて含めた魅力的な演題を 1 つ提案してください．

211 [研究キーワード A] に関する発表タイトルを 2 つ示し，それぞれがどういった層の聴衆に刺さるか説明してください．

212 [研究キーワード A] と [研究キーワード B] を用いて，初学者でも興味を持ちやすいシンプルな演題と，専門家に訴求する高度な演題を 1 つずつ考えてください．

213 英語で発表する場合の演題を考えてください：[研究内容]． …………………………………………… 126

214 [研究内容] を短めの英語タイトルにまとめてください（10 語以内）．

215 [研究内容] に沿った英語タイトルを 2 つ提案し，それぞれのメリットを比較してください．

216 [研究内容] で国際的な関心を集めるため，英語タイトルに新規性や将来性を示唆する表現を加えてください．

第3章　論文作成で役立つプロンプト　129

文章を作成する際に有用なプロンプト　130

217 以下の研究背景に基づいて，論文の『序論』セクションを作成してください：[研究背景] …………………………… 130

218 [研究背景] をもとに，論文の序論をより短く（300 語以内）にまとめてください．

219 [研究背景] に新たな [知見] を 1 つ加え，序論に組み込みながら論理的な流れを維持する改訂例を示してください．

220 [研究背景] に基づく序論に，研究仮説を明確に示す一文を追加して，序論全体を自然な流れで再構成してください．

221 以下のデータに基づいて，論文の『結果』セクションを作成してください：[データ] ……………………………… 132

222 [データ] に基づく結果セクションをより簡潔（200 語以内）にまとめてください．

xviii 目次

> **223** [データ] で報告された統計値に応じて，群間比較を明確化するために追加すべき情報を 1 つ提案してください.
>
> **224** [データ] に基づいた結果セクションを，図表を参照する文言を追加して再構成してください（例：Figure 1 参照）.

225 以下の研究結果に基づいて，論文の『考察』セクションを作成してください：[研究結果] 134

> **226** [研究結果] をより短く凝縮した考察セクション（300 語以内）を作成してください.
>
> **227** [研究結果] に基づく考察で，研究限界点を強調し，今後の研究課題に重点を置いた記述例を示してください.
>
> **228** [研究結果] をもとに，臨床現場への具体的応用例を強調した考察セクションを再構成してください.

229 [研究結果] をもとに，論文の『要旨』を作成してください. 136

> **230** [研究結果] をもとに，構造化要旨（Background, Methods, Results, Conclusion）形式で 100 語以内にまとめてください.
>
> **231** [研究結果] に基づいた要旨に，臨床的インパクトを強調する一文を追加して再構成してください.
>
> **232** [研究結果] に基づき，専門用語の使用を避け，一般的な読者にも理解しやすい平易な要旨を作成してください.

233 論文の論理展開に矛盾がないかチェックし，修正案を提案してください：[論文原稿]. 138

> **234** この論文原稿を読み，論理展開の矛盾（たとえば，序論で示した仮説と結果・考察での扱いの不整合）を指摘し，それに対する修正案を提案してください.
>
> **235** [論文原稿] から論理展開が不明確な箇所を 1 つ特定し，その箇所を改善するための再構成例を示してください.
>
> **236** [論文原稿] において，仮説から結論までの論理的流れを要約し，その中で読者が理解しづらいと思われる点を指摘してください.
>
> **237** [論文原稿] に対して，ジャーナルの査読者視点で論理的一貫性を改善するためのアドバイスを 2 つ挙げてください.

238 論文の表現をよりアカデミックなスタイルに修正してください：[論文原稿]. 140

> **239** [論文原稿] の文章を，より国際誌投稿に適した英語表現へと修正してください.
>
> **240** [論文原稿] の抽象的・曖昧な表現を指摘し，より明確でアカデミックな言い回しに置き換えてください.
>
> **241** [論文原稿] において，受動態を効果的に用いて客観性を強調するように書き換えてください.

目次　xix

242 論文全体の構成を見直し，より効果的な構成を提案して
ください：[論文原稿]. ·· 142

243 [論文原稿] をもとに，各セクションの見出し再構成案を示し，
より明瞭な論理的流れを形成してください.

244 [論文原稿] で冗長な部分を削除し，情報の優先度に応じて再
配置する具体的な提案を示してください.

245 [論文原稿] に，読者が研究目的と結果を容易に理解できるよ
うなフレーズや接続詞を追加する提案をしてください.

246 研究の限界点について，適切な記述を追加してください：
[論文原稿]. ·· 144

247 [論文原稿] に，研究限界点を箇条書き形式で追加し，簡潔に
まとめてください.

248 [論文原稿] で言及した限界点に対し，それらが結果解釈に及
ぼす影響を簡潔に補足する文を追加してください.

249 [論文原稿] において，限界点を示したうえで，将来研究に関
する展望を明確にする一文を追加してください.

英語で論文を書く際に有用なプロンプト　146

250 以下の日本語の論文原稿を英語に翻訳してください：
[日本語原稿] ·· 146

251 [日本語原稿] から英語への翻訳において，用語選択が難しい
箇所を指摘し，標準的な英医学用語を提示してください.

252 [日本語原稿] を英訳する際に，学術論文で一般的に好まれる
表現(受動態・客観的記述)に書き換えた例を示してください.

253 [日本語原稿] を英語に翻訳したうえで，一文ごとの対応表を
作成し，訳出の根拠や用語選択理由を簡潔に解説してくださ
い.

254 英語論文の校正をお願いします：[英語論文原稿]. ············ 148

255 [英語論文原稿] の校正後，専門用語の用法が適切かどうか確
認し，より標準的な専門英語表現に置き換えてください.

256 [英語論文原稿] の校正にあたり，冗長な表現を指摘し，明確
で簡潔な表現へ書き換えてください.

257 [英語論文原稿] を校正したうえで，学術誌投稿にふさわしい
形式(IMRAD 構造，引用スタイルなど)になっているか確認
し，改善案を提示してください.

258 英語論文のカバーレターを作成してください：[投稿論文]
[投稿先ジャーナル]. ·· 150

259 [投稿先ジャーナル] へのカバーレターを，再投稿時に編集者
コメントへ対応した旨を含めて再構成してください.

260 [投稿先ジャーナル] へのカバーレターに，査読者の興味を惹くための新規性のある強調表現を追加してください．

261 [投稿先ジャーナル] に提出するカバーレターで，臨床的応用をもう少し強調した一文を付け加えてください．

262 英語論文の査読コメントへの回答を英語で作成してください：[査読コメント]. ……………………………………… 152

263 [査読コメント] で要求された追加解析への対応策を提示してください．

264 [査読コメント] で指摘された文献不足を補うため，必要となる文献の候補を挙げてください．

265 [査読コメント] で疑問視された統計手法選択の正当性を，根拠ある説明で示し，今後の改訂方向性も示唆してください．

フォーマットを整える際に有用なプロンプト 154

266 論文の文字数制限 [文字数] を守るために，文章を修正してください：[論文原稿]. ……………………………………… 154

267 [論文原稿] から，特定セクション（序論または考察）を重点的に短縮し，主要メッセージを残しつつ字数削減案を提示してください．

268 [論文原稿] で繰り返し登場する情報をまとめ，1 文で表現することで字数を削減する例を示してください．

269 [論文原稿] の一部について，箇条書き形式を取り入れることで冗長な記述を簡潔化し，文字数制限内に収めてください．

270 [論文原稿] のキーワードを 5 つ選んでください． ………………… 156

271 [論文原稿] から，副次的評価項目を示すキーワードを 3 つ選んでください．

272 [論文原稿] で用いられた治療法や対象集団に関するキーワード候補を列挙し，最終的な 5 つに絞るまでの過程を示してください．

273 [論文原稿] のキーワード抽出過程で，雑多な用語を除外し，より専門的な用語に置き換える提案をしてください．

274 [論文原稿] で使用されている略語とそれらの正式名称を一覧にしてください． …………………………………………… 158

275 [論文原稿] で一度しか使用されていない略語を抽出し，正式名称に統一する提案をしてください．

276 [論文原稿] 中で略語の初出箇所を特定し，略語使用規則に従った表記修正案を提示してください．

277 [論文原稿] の略語一覧を，ジャーナルが要求するフォーマット（例：付録末尾掲載）に整形してください．

278 [論文原稿] の Figure legends を，標準的な形式に改善してください．................. 160

279 [論文原稿] 中の Figure legends を一括で改善し，統一感をもたせる提案をしてください．

280 [論文原稿] の Figure legends において，図の内容を要約し，読者が図から何を理解すべきか明確に伝えるための効果的な表現方法を具体例を交えて提案してください．

281 [論文原稿] に掲載されている図が，複数のパネルで構成されている場合，各パネルを区別し，対応する説明を Figure legends に明確に記載してください．

282 [論文原稿] で参照しているウェブサイトやオンライン資料の引用方法を，標準的な書式に合わせて明瞭化してください．................. 162

283 [論文原稿] の参考文献リストからウェブサイト引用のみ抜き出し，指定された引用スタイルに再構築してください．

284 [論文原稿] で参照したオンライン資料に DOI がある場合，URL の代わりに DOI を用いる修正案を提示してください．

285 [論文原稿] で引用しているオンライン補足資料(例：追加データ，画像，動画)の標準的な引用法を示してください．

286 利益相反に関する記述を投稿規程に沿って追加してください：[企業名と利益相反の内容]．................. 164

287 [論文原稿] で記載した利益相反文言を，別ジャーナルの投稿規程(APA スタイル)に合わせて日英併記で修正してください．

288 [論文原稿] の利益相反欄で，全著者分の COI を一括整理し，日英併記で標準的なフォーマット例を提示してください．

289 [論文原稿] の利益相反情報をより簡潔かつ明瞭に記述する日英併記の文例を提示してください．

290 倫理委員会承認番号を確認し，投稿規程に沿って修正してください：[承認番号]．................. 166

291 [論文原稿] の倫理承認情報を，ジャーナルの要求する Vancouver 形式に合わせ，日英併記で整えてください．

292 [論文原稿] で，倫理承認番号に加え，取得年月や IRB 連絡先情報などを記載する日英併記の文例を提示してください．

293 [論文原稿] の倫理関連記述全体(倫理承認番号，インフォームドコンセント，試験登録番号等)を明瞭かつ簡潔にまとめる日英併記の文例を示してください．

第4章 研究に役立つプロンプト 169

研究テーマのアイデア出しをするのに有用なプロンプト 170

294 [研究論文] に関する研究テーマを5つ提案してください. ……170

295 [研究論文] の補完的な研究テーマを3つ提案してください.
296 [研究論文] と異なる対象集団で検証する研究テーマを提案してください.
297 [研究論文] の知見を臨床応用するための介入研究を提案してください.

298 [データ] を用いた研究テーマを3つ提案してください. … 172

299 [データ] の特性を活かした分析手法を3つ提案してください.
300 [データ] を用いた研究における倫理的配慮事項をリストアップしてください.
301 [データ] 分析結果の実務応用方法を具体的に提案してください.

302 [疾患名] とAIに関する研究テーマを3つ提案してください. ……174

303 [疾患名] におけるAI活用の技術的課題と解決策を提案してください.
304 [疾患名] のAI診断支援システム導入における実装戦略を立案してください.
305 [疾患名] のAI研究における患者参画方法を提案してください.

研究助成金の申請書を作成するのに有用なプロンプト 176

306 [研究テーマ] に関する研究助成金の申請書を作成してください. ……176

307 [研究テーマ] に対する助成金申請書に, 先行研究との比較ポイントを追記し, 研究の新規性を強調してください.
308 [研究テーマ] に基づく助成金申請書で, 予算詳細をより具体的に示し, コスト効率性を強調する改善案を提示してください.
309 [研究テーマ] の助成金申請書を, エグゼクティブサマリーやインパクトステートメントを含めた形式に再構成し, 審査員の関心を惹く工夫を加えてください.

310 臨床研究実施計画書を作成してください:[研究テーマ]. … 180

目次　xxiii

311 [研究テーマ] における臨床研究実施計画書に，症例数算出根拠やサンプルサイズ計算方法を追記して妥当性を強化してください．

312 [研究テーマ] に関する実施計画書に，中止基準や安全性モニタリング計画を明示し，リスク管理を明示的に示してください．

313 [研究テーマ] に基づく臨床研究実施計画書に，マルチセンターデザインを導入した場合の連絡体制や標準化手順を追記してください．

314 研究費の予算計画を作成してください：[研究内容]．……… 182

315 [研究内容] の予算計画において，コスト削減策を検討し，代替案を提示してください．

316 [研究内容] で国際共同研究を想定した場合，海外調査や国際学会参加を組み込んだ予算計画への変更案を示してください．

317 [研究内容] における予算計画を，資金獲得可能性向上のため，費用対効果を強調する文言を付記して再構成してください．

318 以下の研究計画の概要を 300 文字以内でまとめてください：[PDF] ……………………………………………… 184

319 [PDF] の要点を 100 語以内の英語でまとめてください．

320 [PDF] を一般向けに，専門用語をできるだけ避けて 200 文字以内でまとめてください．

321 [PDF] の要点から，特に臨床応用につながるポイントを 100 文字以内で抽出してください．

322 以下の研究内容に沿って，本研究の学術的背景や本研究の着想に至った経緯，研究課題の核心をなす学術的「問い」を記述してください：[研究内容] ………………………………… 186

323 [研究内容] において，背景と着想経緯をもう少し詳細化し，先行研究の具体的なギャップを指摘する文を追記してください．

324 [研究内容] から導かれる学術的問いを，数パターン提示し，それぞれの問いがもたらす学術的インパクトを簡潔に比較してください．

325 [研究内容] での学術的問いを，臨床・基礎・政策の 3 側面から再定式化し，異なる読者層に訴求できる記述例を示してください．

326 以下の研究内容に沿って，本研究の目的および学術的独自性と創造性を記述してください：[研究内容] ……………… 188

327 [研究内容] において，学術的独自性をさらに強調するため，先行研究との決定的な違いをもう 1 点追加して記述してください．

328 [研究内容] で設定した研究目的を，具体的な仮説と定量的評価指標を組み込んだ形で再定式化してください．

329 [研究内容] の創造性を強調するために，異分野融合や新たな技術導入の視点を加えた追記を行い，研究の発展性を示してください

330 以下の研究内容に沿って，関連分野の研究動向と本研究の位置づけを記述してください：[研究内容] ························ 190

331 [研究内容] について，先行研究の代表例を 2，3 挙げ，それらとの比較で本研究 [PDF] の進展している点を明確に示してください．

332 [研究内容] に関連するガイドラインやメタアナリシスを踏まえ，本研究がどのような欠落領域に挑むのか明示してください．

333 [研究内容] における技術的・社会的トレンド（遠隔医療，地域包括ケアなど）を反映した文言を追記し，本研究の時代的意義を強調してください．

334 以下の研究内容に沿って，本研究で何をどのように，どこまで明らかにしようとするのかを記述してください：[研究内容] ··· 192

335 [研究内容] について，より詳細な手法（評価ツール，統計手法，サンプルサイズ）を付記して，何を・どのように・どこまで明らかにするかを一層明確化してください．

336 [研究内容] から，特に臨床応用可能性や政策的示唆がある場合，その可能性を強調し，研究で明らかにする範囲を具体的に示してください．

337 [研究内容] で使用する指標（アウトカム）を明記し，それぞれがどのような学術的問いに対する回答をもたらすのかを示してください．

338 以下の研究内容に沿って，本研究の目的を達成するための準備状況を記述してください：[研究内容] ····················· 194

339 [研究内容] において，まだ整備中の要素（不足している機材や追加研修が必要なスタッフなど）を明示し，その解決策や見通しを付記してください．

340 [研究内容] への助成金申請書で，準備状況をさらに強調するために，既に確保している外部協力者や先行データを示してください．

341 [研究内容] について，国際的な共同研究を想定した場合，海外研究機関との連携や言語・時差対応のための準備状況を追記してください．

342 以下の研究内容に沿って，本研究がどのような国際性を有するかについて記述してください：[研究内容] ··············· 196

目次　**xxv**

- **343** [研究内容] について, [論文 PDF] と本研究との接点や共同可能性を示してください.
- **344** [研究内容] が国際的ガイドラインや世界保健機関(WHO)の戦略にどのように寄与し得るかを記述し, 国際政策的意義を強調してください.
- **345** [研究内容] から得られる知見が, 異なる社会文化的背景をもつ国々でも応用可能であることを示すため, 汎用性を示唆する記述を追加してください.

346 アップロードした論文の査読をしてください.
ただし, 以下の条件に従うこと：[条件]. ……………………… 198

- **347** 査読時, Major points 以外にも倫理的・社会的インパクトに関する指摘を追加してください.
- **348** Minor points に, 参考文献フォーマットや図表番号付け等の編集上の修正事項を追記してください.
- **349** 同じ論文に対する査読コメントを, 英語のみで再度まとめ, 提出可能な形式で提示してください.

第5章　コミュニケーションに役立つプロンプト　203

メールを書く際に有用なプロンプト　204

350 [相手] に [用件] を伝えるメールを作成してください. ……… 204

- **351** [相手] に [用件] を伝えるメールで, 会議参加依頼を中心とした英語メールを例示し, 文化的慣習(敬称, 休日等)を考慮した表現を加えてください.
- **352** [相手] に [用件] を伝えるメールで, 返答が滞っている相手に丁寧にフォローアップする文面を示してください.
- **353** [相手] に [用件] を伝えるメールから, 余分な背景説明を削り, 最も重要な情報のみを提示した簡略版メールを再作成してください.

354 お礼のメールを作成してください：[感謝の内容]. ………… 207

- **355** [感謝の内容] に加え, 今後の協力関係継続や追加的な連携可能性を示唆する文を 1 文加えて, お礼メールを作成してください.
- **356** [感謝の内容] をより詳細に描写し, 恩恵の大きさを強調した感謝メールを作成してください. ただし, 文章は過度に長くしないでください.
- **357** [感謝の内容] について, 日常的な表現よりもう少しフォーマルで学術的な語彙を用いて, お礼メールの日英両文例を再提示してください.

xxvi　目次

患者対応に役立つプロンプト　210

358 患者からの苦情 [苦情内容] に対し，丁寧に回答してください. ……………………………………… 210

359 [苦情内容] に加え，再度別の患者から似たような不満があった場合を想定し，組織的な改善策を強調した回答例を示してください.

360 [苦情内容] が医療行為の結果に関するものであったため，医学的根拠と患者の理解促進を重視した回答例を作成してください.

361 [苦情内容] への回答に，院内窓口を明記し，患者がさらなるフォローアップを受けやすくする一文を追加してください.

362 [疾患名および治療法] に関して，患者が理解しやすい説明文を作成してください. ……………………………………… 212

363 [疾患名] の病態生理を一般的な中学生レベルで理解できるように説明してください.

364 [治療法] の副作用について，患者が不安を感じにくいような言い回しで説明してください.

365 [治療法] の効果をわかりやすく示すため，改善した症例のイメージを提示してください.

366 新しく処方する [薬剤] の服用方法と注意点に関して，患者が理解しやすい説明文を作成してください. ……………… 214

367 [薬剤] の主な副作用と，その症状が出た際の対処法をわかりやすく説明してください.

368 [薬剤] を正しく服用できるような 1 週間分の服薬スケジュールサンプルを提示してください.

369 [薬剤] の効果的な服用タイミングを図で示し，患者が見やすい形で提示してください.

370 [手術] の術前準備と術後経過に関して，患者が理解しやすい説明文を作成してください. ……………………………… 216

371 [手術] の合併症リスクと，その対策について患者が理解しやすい説明文を作成してください.

372 [手術] 後のリハビリ計画を患者向けにわかりやすく説明してください.

373 [手術] 後に注意すべき症状をリストアップし，受診目安をわかりやすく示してください.

374 [検査] の目的と実施手順に関して，患者が理解しやすい説明文を作成してください. ……………………………… 218

375 [検査] の結果が出るまでの期間や，その後の対応について患者が理解しやすい説明文を作成してください.

目次 **xxvii**

376 [検査] に関する事前準備（食事制限・薬物中止など）を患者へ簡潔に説明してください.

377 [検査] 後に考えられる軽い症状や，受診すべきサインを患者用にわかりやすく説明してください.

378 [案内内容] をクリニックの患者に知らせるための掲示物の文章を作成してください. ……… 220

379 [案内内容] に関する患者向けリーフレット用の簡潔な説明文を作成してください.

380 [案内内容] を院内アナウンスで伝えるための放送原稿を作成してください.

381 [案内内容] に関して患者から想定される 3 つの質問と，そのわかりやすい回答例を提示してください.

教育に役立つプロンプト   222

382 [学習内容] の理解度を確認するためのテスト問題を [問題数] 作成してください. ……… 222

383 [学習内容] に関するテスト問題を，選択式のみで 10 問作成し，基礎から応用まで難易度を上げる形で提示してください.

384 [学習内容] に関するテスト問題で，症例ベース問題を 2 問追加し，臨床現場への応用力を問うようにしてください.

385 [学習内容] の理解度評価テストに，計算問題やデータ解析を要する問題を 1 問加え，統計的理解力を測る工夫を示してください.

386 [研修内容] に関して，研修指導医からの評価・フィードバックを作成してください. ……… 224

387 [研修内容] に対するセルフアセスメントを記入するための質問項目例を作成してください.

388 [研修内容] の到達目標を可視化した評価ルーブリックの一例を作成してください.

389 [研修内容] 終了後，改善計画を立てるための振り返り質問例を 3 つ示してください.

390 [疾患名もしくは症状] における医療面接のシナリオを作成し，医療プロフェッショナリズムの視点から評価のポイントを解説してください. ……… 226

391 [症状] を訴える患者との面接で共感的関わりを強化するための質問例を 3 つ示してください.

392 [症状] を有する患者の文化的背景を踏まえた面接上の配慮すべき点を示してください.

393 [症状] の医療面接時に，患者の理解度を確認するためのチェックポイントを 3 つ提示してください.

394 [疾患名もしくは症状] を用いて，カルテ記載の練習のためのシナリオを作成し，カルテ記載例を SOAP 形式で提示してください. ……… 228

395 [疾患名] の入院患者を想定した SOAP 形式の記載例を提示してください.

396 外来フォロー中の [慢性疾患] に関するカルテ記載を練習するためのシナリオを作成してください.

397 [疾患名] に関する複数回の受診経過を，SOAP 形式で時系列に整理する練習問題を提示してください.

398 以下のようなアンプロフェッショナルな学生に対し，効果的な指導方法と再発防止策を提案してください：[内容] …… 230

399 問題行動を繰り返す学生への段階的改善計画（ステップバイステップガイド）を示してください.

400 プロフェッショナリズム教育のための小グループディスカッション用ケースを 1 つ提示してください.

401 学生間でプロフェッショナリズム意識を高めるためのピア・フィードバック手順を示してください.

付録　日常生活で役立つプロンプト　233

ライフイベントで役立つプロンプト　234

402 結婚式で新郎新婦を祝福するスピーチ案を考えてください.

403 子どもの入園式で保護者として述べるコメントを考えてください.

404 お葬式での弔辞を短く，故人との思い出を尊重する形でまとめてください.

405 子どもの入学祝いに贈る励ましの手紙を作成してください.

406 親戚の結婚式に出席する際，祝電を送るための一文を上品な言葉遣いで考えてください.

407 結婚記念日にパートナーへ贈る感謝のメッセージを短文で作成してください.

408 小学校同窓会を企画するため，出欠確認や会場調整を円滑に進めるメールテンプレートを提案してください.

409 親戚の法事参列時のマナー（服装，挨拶，香典の準備）を整理してガイド化してください.

410 新生児が生まれた友人家庭への訪問時，配慮すべきマナーや持参アイテムをまとめてください.

目次　xxix

人間関係・コミュニケーションに役立つプロンプト　234

411 親友の誕生日に贈る手紙を作成してください.

412 遠方に住む家族とのビデオ通話をより楽しむ話題リストを挙げてください.

413 実家に久々に帰省する際, 両親を喜ばせる小さなサプライズアイデアを考えてください.

414 年末年始に友人へ送る手書き年賀状の文例を提案してください.

415 仕事仲間への餞別メッセージを短く温かい言葉で考えてください.

416 海外留学中の友人に送る応援メッセージを英語で作成してください.

417 海外赴任する友人への送別の言葉を日英併記で考えてください.

418 久しぶりに会う昔の恩師へ送る近況報告メールの文例を考えてください.

419 友人へのお礼の手紙を書く際, 心に残るエピソードを短く伝える構成例を示してください.

420 高齢の両親と定期的に連絡を取るため, 週1回のビデオ通話で話すトピックリストを考えてください.

421 久々に会う旧友との再会をスムーズにするため, 事前メールで共有するとよい近況情報を考えてください.

422 ペットロスで悩む友人への励ましメッセージと, 一緒にできる思い出の整理法を考えてください.

423 ギフト選びに悩む友人のために, 相手の好みに合わせたプレゼントアイデア出しワークシートを作成してください.

旅行・お出かけに役立つプロンプト　235

424 初めて海外旅行する際の必携アイテムリストを作ってください.

425 近所の公園でピクニックする際に持参すべきアイテムリストをまとめてください.

426 登山初心者が最初に挑戦すべき山と, その準備物リストを示してください.

427 家族旅行で子どもが喜ぶ観光プランを半日分考えてください.

428 週末の短期旅行プラン(1泊2日)をコストを抑えつつ楽しむアイデアを考えてください.

429 外国人観光客を自宅近辺で案内する際, 半日で回れるおすすめスポットを提示してください.

430 車中泊旅行を計画する際に揃えるべき装備リストとその選びかたを提示してください.

431 ピクニック時に役立つ手軽なサンドイッチレシピ3種を挙げてください.

432 旅行記をブログにまとめる際, 読者が参考にしやすい記述構成(移動手段, 費用, 食事, 観光)を示してください.

433 海外旅行前に簡単に習得できる現地語フレーズ集(挨拶, 感謝, 問い合わせ)を考えてください.

暮らし・住まいに役立つプロンプト 236

434 新居への引っ越し時，効率良く荷造りする手順を考えてください．

435 自宅書斎を心地良い学習空間にするためのインテリア改善点を提案してください．

436 机の上を整理するのに必要なアイテムを教えてください．整理に困っているのは、コードの配線や〇〇などです．

437 家庭内で使える共有カレンダーの運用ルールを考えてください．

438 家庭内でゴミの分別ルールを明確にするためのチェックリストを提示してください．

439 家庭で使う共用ボード(To-Do リスト)を有効活用するルールを決めてください．

440 家庭用プリンターで子どもの学習資料を印刷管理する方法(フォルダ分け，日付ラベル付け)を提案してください．

441 子どもが勉強しやすい学習環境を整えるため，机周りの配置と照明，ノイズ対策を提案してください．

442 引越し先のご近所へ挨拶する際，ちょっとした手土産と挨拶フレーズを考えてください．

443 季節の変わり目に合わせた衣替え計画(衣類点検，不要品処分，収納最適化)を提案してください．

444 日々の家計簿記入を継続するため，アプリ活用や 1 日 5 分ルールなどの維持策を提示してください．

445 家庭内でペーパーレス化を進めるためのスキャナー活用法と PDF 整理ルールを示してください．

446 一人暮らしのための，簡単で作り置きできる料理レシピを作成してください．

447 週 1 回の自炊習慣定着のため，簡単な献立ローテーション案を作成してください．

448 DIY で簡易本棚を作る際，初心者にわかりやすい設計図の描きかたと必要工具リストを示してください．

健康・美容に役立つプロンプト 237

449 自宅で簡単にできるヨガ初心者向け 1 週間プログラムを作成してください．

450 ランニング初心者が怪我なく走行距離を増やすためのトレーニング計画を組み立ててください．

451 自宅周辺でジョギングコースを選ぶ際，景観・安全性・距離を考慮したコース例を提案してください．

452 筋トレ初心者が 1 カ月で身につけるべき基本エクササイズと頻度を計画してください．

453 家庭で風邪予防のためにできる簡易対策(うがい，手洗い，換気)と実践ルールをまとめてください．

454 気分転換に始める軽いストレッチ習慣を朝・昼・晩1回ずつ行うメニュー例を考えてください.

趣味・学びに役立つプロンプト　　237

455 写真撮影を上達させるための練習メニューを組み立ててください.

456 ギター演奏を上達させるため，1カ月の練習スケジュールを立案してください.

457 読書を継続するため，毎日30分読書習慣を定着させる方法を提案してください.

458 プラモデル製作のモチベーションを維持するためのSNS発信アイデアを考えてください.

459 趣味で始めた水彩画を上達させるための週1回の練習課題を設定してください.

460 手芸を始める入門者向けに，最初に挑戦すべき作品アイデアと必要な道具を示してください.

461 カメラ初心者が風景写真撮影で注意すべき基本設定(ISO，シャッタースピード，絞り)を整理してください.

462 楽器演奏(ピアノ)を独学で上達させるための練習日誌フォーマットを提案してください.

463 趣味で始めた詩作を続けるため，週ごとに異なるテーマで詩を書くチャレンジを企画してください.

464 趣味で始めた手品を家族に披露するため，練習手順と当日の演出ポイントを示してください.

465 趣味で集めた雑貨を整理するため，コレクション管理ノートの付けかたや分類基準を示してください.

466 語学学習(英語)の継続に向けて，毎日5分ずつできるトレーニングメニューを考えてください.

467 友人同士のオンライン勉強会で使える進捗確認リストを作成してください.

468 自宅でスキルアップするため，オンライン学習プラットフォームの活用法と進めかたを示してください.

469 音楽鑑賞をより楽しむための週1回のアルバム全曲通し聴き習慣の実行計画を示してください.

470 家庭用コーヒーメーカーで本格的な味を出すための豆選びと抽出手順を示してください.

471 コーヒー豆の味わいを比較するため，テイスティングノートの記録フォーマットを提示してください.

472 毎週末に試せる新しいレシピに挑戦するため，レシピ収集と評価記録方法を考えてください.

473 アクセサリー作りに挑戦するため，最初に揃える材料・道具と簡単なデザイン案を提示してください.

474 長期休暇にスキルアップするため，新言語(スペイン語)学習計画(教材選び，1日の学習配分)を提示してください.

475 家庭菜園を始めるためのステップバイステップガイドを作ってください.

476 園芸初心者がベランダでハーブを育てる際の水やり・日照管理のポイントをまとめてください.

477 週末にできる短時間のガーデニング作業(雑草抜き,簡易肥料やり)を計画化してください.

478 小規模な読書サークルを立ち上げる際,初回ミーティングで話し合うべきルール項目をまとめてください.

イベント・パーティーに役立つプロンプト　　　　　　　　　　239

479 ホームパーティー開催時,ゲストが楽しめるミニゲーム 3 種を提案してください.

480 映画鑑賞会を友人宅で行う際,ジャンル別にオススメ映画リストを提案してください.

481 スポーツ観戦が初めての友人と一緒に行く際,楽しみかたガイド(応援マナー,ルール解説)をまとめてください.

482 医局の忘年会で皆が楽しめるゲーム 3 種をリストアップし,その魅力を簡潔に説明してください.

483 年越しイベントを自宅で開催する場合,カウントダウンまでの進行プランとゲーム案を示してください.

484 家族全員が楽しめる,誕生日会の簡易クイズ大会企画(問題例付き)を提案してください.

485 自宅パーティーで子どもが喜ぶ簡単なお菓子作りレシピとデコレーションアイデアを考えてください.

486 自宅で映画鑑賞会を開催するため,テーマ決定から上映スケジュール作成までの進行例を提示してください.

日常生活・その他に役立つプロンプト　　　　　　　　　　　239

487 新年の抱負を実現するため,達成可能な小目標を 3 つ設定してください.

488 自宅でペットを撮影する際,スマホカメラで映える写真テクニックを 3 つ提案してください.

489 ペット(犬・猫)との室内遊びアイデアを 5 つ提示してください.

490 フリーマーケットで出品する際,値付けやディスプレイのコツを提案してください.

491 個人ブログを継続的に更新するためのテーマ選定法や更新スケジュール策定方法を考えてください.

492 カップルで料理を楽しむための共同クッキングレシピ(役割分担例付き)を示してください.

493 休日に家で過ごす際,読書・音楽・運動をバランス良く組み込む 1 日のスケジュール例を考えてください.

494 子どもの夏休み自由研究アイデアとして,簡易な実験プランと観察記録法を考えてください.

目次　xxxiii

495 災害時に備えて，家族で話し合うべき避難経路確認と緊急連絡先リストを作成してください．

496 写真共有アプリを使い，家族アルバムを共同管理するルールとタグ付け方法を決めてください．

497 カラオケで緊張せず歌うための選曲のコツやリラックス方法を提案してください．

498 仕事のスケジュール管理をする際に有効なカレンダーのルールを作成してください．

499 スポーツ観戦好きな人向けに，1年間で追うべき主要大会カレンダーと応援準備リストを作成してください．

500 B'z本人たちと一緒に「ultra soul」を歌うための具体的な方法を教えてください．

● 索引　241

コラム

- AI発展の先にある医者のカタチ　7
- 「ChatGPTは使えない」と公言するリスク　49
- 生成AIが苦手なこと〜感情価値の創造〜　69
- 生成AIの診断能力が専門医と同レベルにまで到達　201
- AGIの登場でターミネーターの世界は訪れるのか　232

イラストレーター：ばじぃ
表紙デザイン：遠藤陽一（デザインワークショップジン）

ご注意

＊本書は，2025年2月時点の情報をもとに作成しております．本書刊行後に，本書に記載されている内容，画面などは変更されている可能性があります．

＊本書内のChatGPTの回答には一部，医学表現としては不適切なところもありますが，実際の回答例をそのまま掲載しています．

＊本書の記載内容によって生じる不具合・損害などに対して，著者ならびに出版社ではその責任を負いかねます．あらかじめご理解・ご了承のほどをお願いいたします．

株式会社 医学書院

Web 付録
「おーつか先生のプロンプト集」について

　本書に掲載されているすべてのプロンプトを Web 付録としてまとめました．そのままコピペできますので，下記二次元バーコードもしくは URL よりご活用ください．

https://www.igaku-shoin.co.jp/book/detail/117042/appendix

シリアル番号は表紙裏に記載されています．

> 本書のプロンプトは基本形です．
> ChatGPT は，指示の内容さえ理解できれば，丁寧語でなくても問題ありません．
> 自由に言葉をアレンジして，自分だけのプロンプトを作成してみましょう．

- ファイルは予告なしに変更・修正，また配信を停止する場合がございます．ご了承ください．
- 本 Web 付録の利用ライセンスは，本書 1 冊につき 1 つ，個人所有者 1 名に対して与えられるものです．第三者へのシリアル番号の提供・開示は固く禁じます．また図書館・図書施設など複数人の利用を前提とする場合には，本 Web 付録を利用することはできません．

読者アンケートのお願い

本書へのご意見・ご感想をお寄せいただければ幸いです．下記二次元バーコードもしくは URL からご回答いただけます．アンケート回答者の中から抽選で「図書カード」を進呈いたします．なお，当選の発表は賞品の発送をもってかえさせていただきます．

https://forms.office.com/r/xgGF0yYUDE

第1章

臨床で役立つ
プロンプト

診断に迷ったときに使うプロンプト

1 [疾患名]の初期症状を5つ挙げてください.

特定の疾患の初期症状を ChatGPT に質問するために使用するもの.[疾患名]の部分に,調べたい疾患名を入力しましょう.初期症状を知ることで,早期診断・治療の開始に役立つでしょう.

[梅毒]の初期症状を5つ挙げてください.

ChatGPT の回答

回答の精度 ★★★★★

梅毒の初期症状は以下の5つが代表的です:

1. **硬性下疳(こうせいげかん)**
   感染部位(性器,口腔,肛門など)にできる硬い無痛性のしこりや潰瘍.
2. **無痛性のリンパ節腫脹**
   硬性下疳に近い部位のリンパ節が腫れるが,痛みはほとんど感じない.
3. **発熱**
   初期症状として軽い発熱を伴う場合がある.
4. **全身の倦怠感**
   疲労感や体がだるいといった全身症状を訴えることがある.
5. **局所の炎症や赤み**
   感染部位周辺の皮膚に炎症や軽い発赤が見られることがある.

これらの症状は梅毒の第一期(初期)にあたり,適切な治療を受けることで進行を防ぐことができます.特に硬性下疳は数週間で自然に治癒することが多いですが,梅毒が治癒したわけではないため,早期診断と治療が重要です.

プロンプトのアレンジのコツ

- 「初期症状」に追加して，たとえば「なぜその初期症状が起こるか」「初期症状を分類する基準」「他の疾患との鑑別点」などを盛り込んでみよう．

効果的な活用のためのポイント

- 曖昧な表現ではなく，特定の疾患名を正確に入力すること（例：「肺炎」ではなく「細菌性肺炎」）．これにより，より正確で関連性の高い初期症状が得られる．
- 初期症状を知る目的を事前に整理しておくと効果的（例：患者教育，早期診断，医療従事者のトレーニング）．目的に応じて結果を確認し，必要に応じて追加の情報を質問する準備をする．
- 【ChatGPTの回答】は参考情報であるため，得られた初期症状を他の信頼できる医療情報源と照らし合わせ，内容の信頼性を確保すること．

関連プロンプト

2 [疾患名]の初期症状について，見落としやすい非典型的な症状を3つ挙げてください．

3 [疾患名]の初期症状のうち，すぐに専門医紹介が必要となる警告症状（red flags）を挙げてください．

4 [疾患名]の初期症状に対して，有用な問診項目や身体所見を挙げてください．

診断に迷ったときに使うプロンプト

5

[症状A], [症状B], [症状C]を主訴とする[年齢]代[性別]. 考えられる疾患を鑑別診断リストとして5つ挙げてください.

初診患者に向き合う際，想定できる疾患は驚くほど幅広く，思わぬ見落としを誘いがちです．こうしたシーンで，このプロンプトを活用すれば，症状を体系的に整理し，確度の高い鑑別診断をスムーズに導けます．カンファレンスに先立つ準備段階でも，症例の要点や診断根拠をわかりやすくまとめる一助となり，発表の質を底上げすることができるでしょう．

また，研修医の教育ツールとしての価値も見逃せません．指導医がこのプロンプトを用いることで，研修医は提示された症状から系統的に疾患を洗い出すスキルを鍛えられ，臨床推論の基礎を着実に固められます．同時に，熟練した医師にとっても，自分自身の診断思考プロセスを再点検し，高度化する絶好の機会となるはずです．実例や仮想症例を繰り返し用いて演習すれば，臨床推論力は確実に磨かれ，実際の現場でより的確な判断を下せるようになるでしょう．

発熱，咳嗽，息切れを主訴とする30代男性．考えられる疾患を鑑別診断リストとして5つ挙げてください．各疾患の根拠も簡潔に説明してください．

 ChatGPTの回答　　　回答の精度 ★★★☆☆

1. **肺炎（細菌性肺炎）**
   根拠：発熱，咳嗽，息切れは典型的な症状．胸部X線で浸潤影を認めることが多い．細菌感染が原因．

2. **COVID-19（新型コロナウイルス感染症）**
   根拠：発熱，咳嗽，息切れが主要症状．近年流行しており，特に疫学的背景（接触歴や流行地域の訪問歴）が重要．

3. **急性気管支炎**
   根拠：咳嗽が主症状で，発熱や軽度の息切れを伴う場合がある．ウイルス感染が多い．

4. **肺結核**
   根拠：長期の咳嗽，発熱，体重減少を伴うことが多いが，急性発症の場合もある．胸部X線で結節影や空洞を認めることがある．

5. **心不全（うっ血性心不全）**
   根拠：息切れが主症状で，発熱や咳嗽を伴う場合がある．心不全の既往や心疾患の家族歴があればより疑う．

その他考慮すべき事項
症状の経過，基礎疾患の有無，職業，生活環境（例：ペット飼育，海外渡航歴）も含めて，さらに絞り込むための情報収集が必要です．

プロンプトのアレンジのコツ

- 「年齢・性別」以外にも「生活習慣」「既往歴」「地理的要因」など別の条件を追加してみよう！　たとえば「海外旅行歴のある患者」や「慢性疾患をもつ患者」などと応用して，より実践的なシナリオに広げてみよう！

効果的な活用のためのポイント

- 主訴となる重要な症状から順に記載することで，診断の優先順位付けがしやすくなり，効率的な鑑別診断が可能になる．
- 症状の部位や性質，持続期間を明確に記載（例：「1週間前から持続する血痰」）することで，より正確な鑑別診断につながる．
- 診察時に得られた特徴的な身体所見（例：「右肺呼吸音の減弱」）を含めると，診断の精度をさらに高めることができる．

関連プロンプト

6 [症状 A]，[症状 B] を主訴とする [年齢] 代 [性別]．[関連する既往歴] があり，[重要な生活歴 / 環境因子] です．これらを踏まえて，優先度の高い緊急性のある疾患を3つ挙げてください．

7 [主症状] に対して [検査 A] と [検査 B] を実施したところ，[検査結果] でした．この結果から考えられる [疾患群] の中で，特に [性別][年齢] 代の患者で注意すべき疾患を3つ挙げてください．

8 [主症状] で [期間] 前に受診し，[初期治療] を行った [年齢] 代 [性別]．症状の改善が乏しく，新たに [症状 C] が出現しています．治療効果が不十分な原因として考えられる要因を分析し，必要な追加検査を挙げてください．

> **コラム** **AI 発展の先にある医者のカタチ**

ChatGPT をはじめとする生成 AI が，いよいよ人間の能力を超えはじめました．特に，OpenAI 社が 2024 年末に発表した「o1 pro model」は実際に使ってみると，自分の能力を凌駕していると感じるほどです．もし AI が人間以上に正確かつ迅速に診断や治療法を提示できるとしたら，医療の現場はどう変わっていくでしょうか．

この状況は，工場生産と手作りの関係に近いかもしれません．病気を治すことを最優先に考える人が大多数を占める社会では，AI による診断・治療（いわば工場生産的なアプローチ）を選ぶ患者さんが増えていくでしょう．AI は膨大なデータに基づいて確度の高いプランを提示し，個人の技量や感情に左右されない安定した医療を提供してくれます．

一方で，「AI でも治せない」「AI には理解しきれない複雑な要素がある」といった医学の限界に挑む領域においては，やはり人間の医者を頼りにしたいと考える患者も少なくないでしょう．たとえば，過去のデータが十分にない希少疾患や，患者自身が抱える背景や人生観を考慮したきめ細やかな治療には，人の思考力や感性が欠かせません．まさに，"手作り"の医療です．

こうした二極化が進んだ先には，まずは AI で「病気を治せるかどうか」をチェックし，それでも治せない場合には「特別な誰か」に相談する，というフローが一般化するかもしれません．医者の役割も，幅広い疾患を一挙にカバーする存在から，AI では対処しきれない問題に特化する"スペシャリスト"へと変化していく可能性があります．

いずれにしても，AI が進化した世界では，医者は「患者を治療する手段」の一つから，「患者に寄り添い，AI ではフォローしきれない部分を担う存在」へと再定義されるのではないでしょうか．

診断に迷ったときに使うプロンプト

9 [疾患名]の鑑別診断に有用な検査を3つ挙げてください．

初診の患者に臨む際，鑑別の可能性は想像以上に広く，適切な検査の選定が難題となることもしばしばです．このような状況で，このプロンプトを用いれば，特定の疾患を念頭に置きつつ，鑑別すべき他の病態を視野に入れ，それらを切り分けるための有用な検査を体系的に整理することができます．カンファレンスや症例検討会の事前準備でも，的確な検査選択の根拠を示すことで，プレゼンテーションをより説得力あるものに仕上げる一助となるでしょう．

薬疹の鑑別診断に有用な検査を3つ挙げてください．

 ChatGPTの回答　　回答の精度 ★★★★☆

薬疹の鑑別診断に有用な検査として，以下の3つが挙げられます：

1. **リンパ球刺激試験(LTT: Lymphocyte Transformation Test)**
   - 薬物に対するT細胞の反応性を評価する検査で，特に遅発型薬疹の診断に有用です．
   - ただし，感度や特異度には限界があるため，他の情報と併せて解釈する必要があります．
2. **パッチテスト**
   - 接触性皮膚炎だけでなく，薬疹の一部(特に固定薬疹や遅発型反応)にも適用可能です．
   - 薬剤やその代謝産物を皮膚に塗布し，炎症反応を確認します．

3. 血清学的検査
- 好酸球増多，肝機能障害（AST，ALT，γ-GTP の上昇）や腎機能障害（BUN，クレアチニン値の上昇）などの全身症状を評価します．

これらの検査は，臨床経過や服用歴，他の鑑別診断と組み合わせることで，より正確な診断を可能にします．

プロンプトのアレンジのコツ

- 検査項目の列挙を出発点に，「なぜその検査が有用なのか」「検査結果が治療方針にどう影響するか」「他の検査と比較すると何が優れているか」を加えると，同じ構造で別の疾患・別の検査バリエーションを生み出せる．たとえば「○○疾患の疑いがあるとき，追加すべき画像検査や生検方法」など，検査の種類や手法に応用してみよう！

効果的な活用のためのポイント

- 患者の年齢，性別，主訴，既往歴，服薬歴などの詳細を含めることで，より個別化された検査や診断が提示される．
- 緊急性の高い状況では，「緊急検査」や「迅速診断」に焦点を当てた質問を行い，当直や救急対応に役立つ情報を引き出す．
- 疑問が複数ある場合，一度にすべて聞くのではなく，段階的に質問することで，回答を深掘りし，実際の臨床場面で役立つ具体的な情報を得ることができる．

関連プロンプト

10 [疾患名] の鑑別診断に有用な緊急検査を3つ挙げてください．
11 これらの検査結果の解釈において注意すべきポイントを教えてください．
12 検査の適切な実施順序について教えてください．

診断に迷ったときに使うプロンプト

13 小児における [症状 A] の鑑別診断で重要な疾患を3つ挙げてください．

小児の疾患は，小児科専門医以外には難しいことがあります．発熱や腹痛といった一般的な症状から，紫斑や関節痛など珍しいものまで，知識を整理しておく必要があります．まずは症状から予想される一般的な疾患を3つ ChatGPT に挙げてもらいましょう．

小児における [紫斑] の鑑別診断で重要な疾患を3つ挙げてください．

 ChatGPT の回答　　　回答の精度 ★★★★☆

小児における [紫斑] の鑑別診断で重要な疾患として，以下の3つが挙げられます：

1. **アレルギー性紫斑病(IgA 血管炎)**
    - 小児における最も一般的な血管炎の一つで，紫斑の他に関節痛や腹痛，腎障害を伴うことがあります．典型的には下肢や臀部に点状出血性の紫斑が現れます．
2. **特発性血小板減少性紫斑病(ITP)**
    - 血小板減少による紫斑が特徴で，出血リスクが高まる疾患です．急性型はウイルス感染後に発症することが多く，小児では予後が良好な場合が多いです．
3. **血栓性血小板減少性紫斑病(TTP)または播種性血管内凝固症候群(DIC)**
    - 比較的まれですが重篤な疾患で，紫斑に加えて全身性の出血傾向や多臓器不全を伴うことがあります．DIC は感染症や悪性疾患に伴うことが多く，緊急対応が必要です．

> **補足**
> 鑑別には，**紫斑の性状**（圧痛の有無，盛り上がりの有無など）や，**全身症状**（発熱，関節症状，腹痛など），**検査所見**（血液検査や尿検査）を総合的に評価することが重要です．

 プロンプトのアレンジのコツ

- 「小児」という特定集団を別の集団（妊婦，高齢者，特定の職業集団など）に替えたり，「[症状A]」を別の症状や症候群に変えたりして，同じ形式で多数の臨床シナリオを生成してみよう！「〇〇職従事者に特有の症状」や「季節性のある症状」など条件を変えていけば，多様な場面で使える．

効果的な活用のためのポイント

- 「乳児期」「幼児期」「学童期」など，患者の年齢層を具体的に指定することで，回答の精度を向上させ，発達段階に応じた適切な情報が得られる．
- 発症時期（例：「生後3カ月から」），経過（例：「徐々に進行」），程度（例：「中等度の痛み」）を詳しく記載することで，より的確な診断や対応策を得られる．
- 年齢区分に加え，症状や背景に特化した情報（例：「早産児」「家族にアレルギー既往あり」）を加えると，個別化された回答が期待できる．

関連プロンプト

14 小児の[症状A]に対する初期治療について説明してください．

15 小児の[症状A]について，外来フォローアップ時に確認すべき項目と悪化サインを説明してください．

16 小児の[症状A]について，保護者への説明で含めるべき重要事項を教えてください．

診断に迷ったときに使うプロンプト

17 高齢者における [症状 A] の鑑別診断で重要な疾患を3つ挙げてください.

このプロンプトは，医学生や研修医など，臨床経験が浅く，体系的な鑑別診断にまだ習熟していない人々にとって特に有用です．高齢者に特有の病態生理や合併症を踏まえた鑑別を行う際，初学者は重要な疾患を取りこぼしたり，優先順位付けに悩むことが少なくありません．このプロンプトを活用すれば，基本的な鑑別疾患を整理し，臨床思考の流れをつかむ手がかりとなるでしょう．
一方で，豊富な経験をもつ専門医にとっては，ChatGPT の返答内容は物足りなく感じるかもしれません．しかし，そうした場合でも，回答に対して批判的な視点を向けることで，自身の知識を再確認したり，若手への教育素材として用いたりするなど，建設的な活用が可能です．

 高齢者における [発熱] の鑑別診断で重要な疾患を3つ挙げてください.

 ChatGPT の回答　　回答の精度 ★★☆☆☆

高齢者における [発熱] の鑑別診断で重要な疾患として，以下の3つが挙げられます：

1. 感染症

高齢者の発熱原因として最も頻度が高いのは感染症です．以下の疾患が特に注意すべきものです：

- **尿路感染症（尿路炎，腎盂腎炎）：**
  高齢者では非特異的な症状（例：意識混濁，倦怠感）を呈する場

合があります．尿検査と培養が重要です．

- **肺炎(市中肺炎，誤嚥性肺炎)**：
呼吸器症状が目立たないことも多く，診断に胸部 X 線や CT が必要です．
- **胆道感染症(胆管炎，胆囊炎)**：
腹部痛や黄疸が見られることがあります．超音波検査や血液検査(肝酵素，CRP)が役立ちます．

2. 膠原病や自己炎症性疾患

- **巨細胞性動脈炎(側頭動脈炎)**：
高齢者で発熱の原因となる膠原病の代表例です．頭痛や視力障害を伴うことがあり，早期のステロイド治療が必要です．
- **成人発症スチル病(AOSD)**：
発熱に加えて，関節痛，皮疹，フェリチンの上昇が特徴的です．

3. 悪性腫瘍

高齢者では，悪性腫瘍が原因となる発熱(腫瘍熱)も考慮する必要があります．

- **悪性リンパ腫**：
発熱，体重減少，盗汗(B 症状)を呈することがあります．血液検査や画像検査で診断を進めます．
- **固形がん**：
特に進行がんやがん性腹膜炎，がん性胸膜炎が発熱を伴うことがあります．

補足

高齢者では発熱が軽度であったり，非典型的な症状を示す場合が多いため，診断には以下が重要です：

1. **包括的な問診と身体検査**(感染部位の特定，自己免疫疾患や悪性腫瘍のリスク評価)
2. **検査の活用**(血液検査，尿検査，画像検査など)
3. **背景疾患の考慮**(糖尿病，免疫抑制状態，心不全などの既往)

プロンプトのアレンジのコツ

- 「高齢者」という切り口を，今度は「地域医療」「在宅医療」「介護施設入所者」といったように状況を変えて応用してみよう．同じ形式で，「在宅療養中の患者で[症状A]がみられた場合」や「遠隔医療で把握された[症状A]」など，医療環境やケア体制を変えたプロンプトにも展開してみよう．

効果的な活用のためのポイント

- 高齢者では症状だけでの診断が難しいため，身体所見(例:「体重減少」「むくみ」)や検査所見(例:「血液検査結果」「画像検査所見」)を追加してプロンプトを具体化する．
- 症状がいつ始まり，どのように進行しているのか(例:「3週間前から徐々に増悪」「急激な発症」)を記載することで，より適切な回答が得られる．
- 既往歴(例:「認知症」「糖尿病」)や服薬歴(例:「抗凝固薬使用中」)を含めると，鑑別診断や診断プロセスがさらに精緻になる．

関連プロンプト

18 高齢者の[症状A]において，入院適応を判断する際の重要な評価項目を説明してください．

19 高齢者の[症状A]において，併存疾患(高血圧，糖尿病，心不全など)による修飾や注意点を説明してください．

20 高齢者の[症状A]において，患者・家族教育やセルフケア指導を行う際に有効なポイントを説明してください．

診断に迷ったときに使うプロンプト

21 妊娠中の女性における[症状A]の鑑別診断で注意すべき点を3つ挙げてください．

どの診療科の医師も，妊娠中の女性を診察する場面に遭遇する可能性があります．しかし，妊娠特有の生理学的変化や胎児への影響を踏まえて臨床判断を下すには，一般的な成人患者とは異なる知識が求められます．このプロンプトを活用すれば，[症状A]がみられた際に特に注意すべき点を整理し，鑑別診断の精度を高める一助となるでしょう．たとえば，薬剤選択や放射線被曝リスクの評価，合併症の早期発見など，産科以外の領域でも知っておくべき重要な視点が得られます．さらに，実例や仮想シナリオを用いて研修医・医学生がこのプロンプトに取り組むことで，妊娠中の患者へ適切に対応するための基礎を着実に身につけることが期待できます．

妊娠中の女性における[高血圧]の鑑別診断で注意すべき点を3つ挙げてください．

 ChatGPTの回答　　　回答の精度 ★★★☆☆

妊娠中の女性における「高血圧」の鑑別診断で注意すべき主な点は以下の3つです：

1. **妊娠特有の高血圧性疾患**

    妊娠中の高血圧は，妊娠特有の疾患である可能性が高いです．特に以下を考慮します：

    - **妊娠高血圧症候群(PIH)**

      妊娠20週以降に新規に発症した高血圧が特徴です．蛋白尿や臓器障害を伴う場合は**子癇前症(Preeclampsia)** と診断され，重症度によっては母体・胎児の生命を脅かす可能性があります．

- **慢性高血圧の重症化**

  妊娠前から存在していた高血圧が妊娠によって悪化する場合があります.

- **HELLP 症候群**

  子癇前症に伴って起こり得る疾患で, 高血圧に加えて溶血, 肝酵素上昇, 血小板減少がみられます.

2. 二次性高血圧の除外

妊娠中の高血圧には, 以下の二次性高血圧の原因が含まれる場合があります:

- **腎疾患**

  慢性腎炎や多嚢胞腎など. 蛋白尿や腎機能障害を伴うことがあります.

- **内分泌疾患**

  褐色細胞腫:突然の血圧上昇や発作性の症状がある場合は疑います.

  甲状腺機能亢進症:動悸や体重減少を伴うことがあります.

  アルドステロン症:低カリウム血症を伴う場合に考慮します.

- **薬剤性高血圧**

  妊娠中に使用した薬剤が高血圧を誘発する可能性があります(例:ステロイドや非ステロイド性抗炎症薬).

3. 全身性疾患の影響

妊娠中の高血圧は, 母体の全身性疾患が関与している可能性もあります:

- **膠原病・血管炎**

  SLE や抗リン脂質抗体症候群に伴う高血圧が考えられます. これらは妊娠経過に大きな影響を及ぼすため, 迅速な対応が必要です.

- **心疾患**

  妊娠中に血流量が増加するため, 基礎疾患がある場合に高血圧が顕在化することがあります.

- **妊娠糖尿病との合併**

  妊娠糖尿病が血管機能に影響を及ぼし, 高血圧を引き起こす可能性があります.

注意事項

- 妊娠週数, 高血圧の発症時期, 症状の重症度, 蛋白尿や臓器機

能の変化を詳細に評価することが重要です．
- 母体と胎児の両方にリスクが及ぶ可能性があるため，必要に応じて早期に専門医と連携し，適切な治療を行うことが求められます．

プロンプトのアレンジのコツ

- 「妊娠中の女性」という特殊条件部分を，「服薬中」「免疫不全状態」「特定のワクチン接種後」など，医療上の特別な背景条件に変えて，新たなプロンプトを作ってみよう．同様のフォーマットで，特別な生理的・病態的状態における注意点を問いかけられる．

効果的な活用のためのポイント

- 妊娠週数，合併症の有無（例：「妊娠糖尿病」「妊娠高血圧症候群」），胎児の状況（例：「胎児発育不全」）を記載することで，回答の精度を高められる．
- 薬剤選択，放射線被曝のリスク，母体・胎児への影響など，妊娠中に特に注意すべき点をプロンプトに含めると，臨床判断の質が向上する．
- 妊娠中の具体的な症状や状況（例：「妊娠28週の女性で右下腹部痛が主訴」）を設定してプロンプトを使用することで，医学生や研修医が現場に即した学びを得ることができる．

関連プロンプト

22 妊娠中の女性における [症状 A] に対して使用可能な薬剤を挙げてください．

23 妊娠中の女性で [症状 A] が出現した際，妊娠週数による対応方針の違いや要注意ポイントを挙げてください．

24 妊娠中の女性における [症状 A] について，出産後のフォローアップや産後ケア，育児への影響を考慮したアドバイスを提示してください．

診断に迷ったときに使うプロンプト

25 [血液検査結果]から考えられる疾患を3つ挙げてください.

このプロンプトは，血液検査値の異常をもとに，鑑別診断を広げるために利用するものです．[血液検査結果]には，「ALTとASTの上昇」や「LDLコレステロールの著明な増加」など，気になる異常所見を具体的に書き込んでください．ChatGPTはその異常値を手がかりに考えられる疾患を3つ挙げてくれます．初診時の方向づけや追加検査の検討に役立つでしょう．

ALTとASTが上昇している血液検査結果から考えられる疾患を3つ挙げてください.

 ChatGPTの回答　　　　　　　　　　回答の精度 ★★★★☆

ALT（アラニンアミノトランスフェラーゼ）とAST（アスパラギン酸アミノトランスフェラーゼ）の上昇は，主に肝臓や筋肉のダメージを示唆します．以下に考えられる疾患を3つ挙げます：

1. 肝炎
- **特徴**：肝臓の炎症によりALTとASTが上昇します．
- **原因**：
  ・ウイルス性肝炎（A型，B型，C型など）
  ・アルコール性肝炎
  ・薬剤性肝炎（アセトアミノフェン，抗菌薬など）

2. 肝硬変または脂肪肝
- **特徴**：慢性的な肝疾患によりALTが軽度から中等度上昇し，ASTも同時に上昇することがあります．
- **原因**：
  ・非アルコール性脂肪性肝疾患（NAFLD）

- アルコール性脂肪肝
- 慢性的な肝疾患の進行による肝硬変
3. 筋疾患または心疾患

プロンプトのアレンジのコツ

- 「血液検査結果」という入口を，「画像所見」「心電図所見」「呼吸機能検査結果」など，異なる検査所見に置き換えて応用しよう．また，「3つ挙げる」だけでなく，「その中で最も緊急性が高いものは？」「追加で必要な検査は？」などの問いも付け足して新たなプロンプトを作り出せる．

効果的な活用のためのポイント

- 検査値の上昇度や異常の程度を明確に示す（例：「ASTとALTが基準値上限の2倍」「γ-GTPが300 U/L」など）．他の関連検査値も記載することで，鑑別診断がより正確になる．
- 患者の生活習慣（例：「週3回の飲酒」「高脂肪食の摂取頻度」），肥満の有無，運動習慣を含めると，より個別化された回答が得られる．
- 既往歴（例：「脂肪肝の診断歴」「慢性肝炎の治療歴」）や服薬歴（例：「スタチン系薬剤使用中」）を加えることで，臨床状況がより詳細に伝わり，診断の精度が向上する．

関連プロンプト

26 [血液検査結果]の異常が続く場合に，次に行うべき追加検査を3つ挙げてください．

27 [血液検査結果]に加えて[症状・所見]がある場合に，考えられる疾患を1つ選び，確定診断に必要な検査を挙げてください．

28 [血液検査結果]が改善しない症例で，治療抵抗性を示す要因を3つ挙げ，それぞれに対応する検査を提案してください．

診断に迷ったときに使うプロンプト

29 [疾患名] の最新の治療ガイドラインを要約してください．

特定の疾患に対する最新の治療指針を素早く確認したいときに利用します．このプロンプトを使用する際は，「最新」という言葉だけでなく，可能なら「2023年に発表された」や「[学会名]の最新ガイドライン」といった具体的な時期・出典を補足することで，ChatGPTからより正確な要約を得やすくなります．また，既に診療ガイドラインが複数存在している分野では，「欧州心臓病学会(ESC)」や「米国心臓協会(AHA)」など，参照先となる組織名を明示すると，情報がより明確になります．

2024年発表のアトピー性皮膚炎診療ガイドラインに基づく最新の治療方針を要約してください．

ChatGPTの回答　　回答の精度 ★★★★☆

2024年に発表された「アトピー性皮膚炎診療ガイドライン」では，最新の知見に基づき，以下の治療方針が示されています：

1. 炎症と痒みの迅速な抑制

まず，皮膚の炎症と痒みを速やかに抑えることが最優先とされています．そのために，ステロイド外用薬や免疫抑制外用薬（タクロリムス軟膏，コレクチム軟膏，モイゼルト軟膏）を使用します．症状が改善した後も，良好な状態を維持し，再発を防ぐために「プロアクティブ療法」として，定期的な外用薬の使用が推奨されています．

2. 外用療法で効果が不十分な場合の全身療法

外用薬のみで十分な効果が得られない中等症から重症の患者に対しては，以下の全身療法が推奨されています．

- 免疫抑制剤の内服：シクロスポリンなど．
- 生物学的製剤の注射：デュピルマブ(デュピクセント)，ネモリズマブ(ミチーガ)，トラロキヌマブ(アドトラーザ)など．

これらの治療方針は，最新のエビデンスに基づき，患者一人ひとりの症状や生活環境に合わせた柔軟な対応が求められています．

プロンプトのアレンジのコツ

- 「要約してください」を出発点に，「推奨度やエビデンスレベルごとに整理してください」「他国のガイドラインと比較してください」など，同じ疾患を別の観点で考察するようなプロンプトへ展開しよう．同じ手法で他の疾患や他領域のガイドラインにも応用できる．

効果的な活用のためのポイント

- 学会名，発行年，バージョン(例：「日本皮膚科学会 2023 年版ガイドライン」)をプロンプトに含めることで，精度の高い情報を引き出しやすくなる．
- 対象とする患者層(例：「高齢者」「妊婦」「小児」「合併症を有する患者」)を明確に指定することで，個別化された内容を取得できる．
- AIから得た回答を参考にしつつ，必ず該当ガイドラインの原著を確認し，内容の正確性と最新性を確認することが欠かせない．

関連プロンプト

30 [疾患名] における最新ガイドラインの主要な変更点を 3 つ挙げてください．

31 [疾患名] に関する異なる国・地域のガイドラインを比較し，相違点を 1 つ取り上げてください．

32 [疾患名] のガイドラインで推奨される治療ステップをフローチャート形式で示し，各ステップで考慮すべき点をまとめてください．

診断に迷ったときに使うプロンプト

33 [疾患名] の患者に推奨される生活習慣改善策を5つ挙げてください．

特定の疾患を有する患者に対して具体的な生活改善アドバイスを整理したいとき，このプロンプトを活用すると効率的です．たとえば，栄養指導，運動習慣の確立，ストレス管理など，日常臨床でよく問われる要素を簡潔に提示することで，患者へのフィードバックに役立ちます．また，指導内容を見直したい場合や他の医療者に伝達する際にも便利です．

乾癬の患者に推奨される生活習慣改善策を5つ挙げてください．

 ChatGPT の回答　　　　　　　　　回答の精度 ★★★★☆

以下に，乾癬患者に一般的に推奨される生活習慣改善策を5つ挙げます：

1. **適正体重の維持・減量：**
   肥満は乾癬の悪化や重症度に影響すると考えられています．バランスのよい食事と適度な運動を行い，健康的な体重を維持することが症状改善に寄与します．

2. **バランスの取れた食生活：**
   抗炎症効果が期待される果物・野菜・全粒穀物・良質なタンパク質やオメガ3脂肪酸を豊富に含む魚類などを積極的に摂取することで，症状の軽減を促す可能性があります．

3. **ストレスマネジメント：**
   ストレスは乾癬の増悪要因の一つとされています．ヨガ，瞑想，呼吸法，軽い有酸素運動など，精神的負担を軽減するアクティビティを取り入れるとよいでしょう．

4. **禁煙・節酒**：
   喫煙や過度の飲酒は乾癬のリスクや重症度を高める可能性があります．特にタバコは血行障害を引き起こし，乾癬の治療効果を妨げることもあるため，禁煙や飲酒量のコントロールが推奨されます．
5. **適度な日光浴とスキンケア**：

プロンプトのアレンジのコツ

- 「生活習慣改善策」を「予防策」「リハビリテーション方法」「セルフモニタリング方法」など別の行動指針に置き換えてみよう．さらに，「各改善策を実行する際の注意点も示してください」や「コスト面の考慮を加えてください」など条件追加で発展できる．

効果的な活用のためのポイント

- 高齢者，妊婦，腎機能障害のある患者など，対象とする患者の属性を明示することで，より的確で実践的なアドバイスが得られる．
- 提案する生活習慣改善策は，患者の理解度，モチベーション，社会的背景を踏まえ，実行可能で負担になりすぎない内容に調整すること．
- ChatGPTから得た情報をもとに，患者指導用パンフレットや教育用スライドを作成することで，効率的に教育資料を準備できる．

関連プロンプト

34 [疾患名]の患者向けに，特定の生活習慣改善策（例：禁煙）を成功に導くためのステップを3つ挙げてください．

35 [疾患名]患者の生活指導において，食事療法を具体化するためのメニュー例を3つ示してください．

36 [疾患名]における生活習慣改善の効果判定を行うため，定期的に評価すべき指標を3つ挙げ，各指標が示す臨床的意義を説明してください．

診断に迷ったときに使うプロンプト

37 [疾患名]の重症度分類について説明してください．

病棟回診やカンファレンスで，[疾患名]における重症度判定の基準を整理したいときに役立ちます．たとえば，新規入院患者の状態を的確に把握し，治療方針や転棟先（一般病棟かICUか）を判断する際，また研修医や学生に対して「なぜこの患者を重症と判断するのか」を教育する際に，このプロンプトを活用できます．

アトピー性皮膚炎の重症度分類について説明してください．

ChatGPTの回答　　回答の精度 ★★★★☆

アトピー性皮膚炎の重症度分類は，症状の評価と治療方針の決定に役立つ重要な基準です．以下に一般的な重症度分類の方法を説明します：

1. SCORAD (Scoring Atopic Dermatitis)

国際的に広く用いられている評価基準で，皮膚の症状，痒み，睡眠障害の3つの要素を総合的に評価します．

(1) 客観的スコア（皮膚症状）

- **範囲 (Extent)**
  体表面積 (BSA) をもとに評価します．9つの部位（頭，上肢，下肢など）ごとに影響範囲を％で計算．

- **重症度 (Intensity)**
  以下の6つの症状をそれぞれ0〜3点で評価します（0：なし，3：最重症）．
  ・発赤（紅斑）
  ・浸出/かさぶた（滲出・痂皮）
  ・乾燥（乾燥）

診断に迷ったときに使うプロンプト　25

　　・浸潤／肥厚（苔癬化）
　　・丘疹（小結節）
　　・剥離（鱗屑）
　(2) 主観的スコア
　　患者の感じる**痛み**と**睡眠障害**をそれぞれ0〜10点で評価します．
　(3) 合計スコア
　　最大スコアは103点．
　　●**軽症**：0〜25点
　　●**中等症**：26〜50点
　　●**重症**：51点以上

2. EASI(Eczema Area and Severity Index)
　炎症の範囲と重症度を簡潔に評価する方法で，臨床試験でも広く使用されます．
　評価項目
　●**範囲(BSA)**
　　4つの部位（頭部・頸部，上肢，体幹，下肢）の皮疹の範囲を%で評価．
　●**重症度(Intensity)**
　　各部位について以下の4つの症状を0〜3点で評価．
　　・紅斑
　　・浮腫／硬化
　　・浸出
　　・鱗屑
　スコア範囲
　最大スコアは72点．
　●**軽症**：0〜7点
　●**中等症**：7.1〜21点
　●**重症**：21.1点以上

3. POEM(Patient-Oriented Eczema Measure)
　患者報告に基づく評価方法で，症状の影響を測ります．過去1週間の症状（痒み，睡眠障害，皮膚乾燥など）を7つの質問で評価します．
　スコア範囲
　・0〜2点：症状なし
　・3〜7点：軽症

- 8～16点：中等症
- 17～28点：重症

4. 日本の独自基準（例：厚生労働省の指針）

日本では，以下の基準も用いられます．

- **皮膚症状の範囲や重症度**
- **QOL（生活の質）への影響**
- **治療への反応**

臨床での活用

- 軽症患者：主に保湿剤や軽いステロイド外用薬で対応．
- 中等症患者：ステロイド外用薬やタクロリムス軟膏，デュピルマブ（生物学的製剤）を使用．
- 重症患者：全身治療（シクロスポリン，JAK阻害薬など）を考慮．

重症度分類は，患者の状態を的確に把握し，個別化医療を提供するための重要なツールです．

プロンプトのアレンジのコツ

- 「重症度分類」を，「治療ステージ別の目標」「経過観察時の指標」「重症化予防のための介入ポイント」に変えるなど，同じ疾患について別の切り口（分類基準や評価スケール，経過観察のポイント）へと応用し，さらに複合的なプロンプトを作ってみよう．

効果的な活用のためのポイント

- 臨床現場で具体的な患者例に当てはめることで，理論と実践を結びつけ，重症度評価や治療方針決定のトレーニングに役立てる．
- 専門学会の定義やガイドラインを参照して重症度評価を行うことで，正確な理解を深め，一貫性のある診療を実現できる．
- 重症度分類をもとに患者にわかりやすく説明（例：「EASIスコアで中等症に該当」）することで，治療計画の共有やモチベーション向上に役立つ．

診断に迷ったときに使うプロンプト 27

関連プロンプト

38 [疾患名] において，重症度判定に用いられる主な指標を 3 つ挙げてください．

39 [疾患名] の重症度分類をもとに，治療強化が必要となる段階を 1 つ示してください．

40 [疾患名] に対する重症度分類が不明瞭な症例で，追加で確認すべき臨床所見や検査結果を 3 つ挙げ，それぞれが評価に役立つ理由を説明してください．

検査に困ったときに有用なプロンプト

41 [症状A]と[症状B]を訴える患者に必要な検査項目をリストアップしてください．

このプロンプトは，2つ以上の症状が組み合わさった患者を前にしたとき，思考が複雑になりがちな検査計画を整理するために有用です．たとえば，救急外来や当直帯で限られた時間とリソースのなか，何から先に調べればよいか迷った際に，このプロンプトを活用すると整理がスムーズになります．さらに，カンファレンス前に症例を俯瞰するときや，後輩への指導ツールとして「この組み合わせの症状なら，まずは何を調べるべきか」を学ぶ場面でも応用できるでしょう．

腹痛と黄疸を訴える患者に必要な検査項目をリストアップしてください．

 ChatGPTの回答　　回答の精度 ★★★★☆

腹痛と黄疸を訴える患者に対しては，原因を特定し適切な治療を行うために，以下の検査項目が必要となります．これらは臨床状況に応じて追加・省略される場合があります：

1. 血液検査
- 一般検査
  - 全血球計算(CBC)：貧血，白血球増加，血小板減少の評価
- 肝機能検査
  - AST(GOT), ALT(GPT)：肝細胞障害の評価
  - ALP, γ-GTP：胆汁うっ滞の指標
  - ビリルビン(直接・間接)：黄疸の種類の判別

検査に困ったときに有用なプロンプト　29

- **膵酵素**
  - ・アミラーゼ，リパーゼ：膵炎の可能性
- **炎症マーカー**
  - ・**CRP**：炎症や感染の有無
  - ・**プロカルシトニン**：重症感染症の評価
- **血糖値**
  - ・急性膵炎や糖尿病の評価
- **電解質**
  - ・Na, K, Cl, Ca：脱水やショックの評価
- **腎機能**
  - ・BUN, クレアチニン：腎機能の評価
- **凝固機能**
  - ・PT, APTT, INR：肝不全や DIC の可能性
- **ウイルスマーカー**
  - ・HBV（HBs 抗原，HBe 抗原，HBV DNA）
  - ・HCV 抗体，HCV RNA
  - ・HAV 抗体
  - ・CMV, EBV 抗体

2. 尿検査
- **尿定性検査**
  - ・ウロビリノーゲン，ビリルビン：黄疸のタイプ区別
  - ・血尿：合併症の評価

3. 画像検査
- **腹部超音波検査**
  - ・肝臓，胆嚢，胆管，膵臓の形態評価
  - ・結石や胆管拡張の確認
- **CT 検査**
  - ・腹部 CT（造影）：腫瘍，膵炎，胆管結石などの評価
- **MRI/MRCP**
  - ・胆道・膵管の詳細な評価
- **胸部 X 線**
  - ・肺炎や横隔膜下遊離ガスの確認

4. 内視鏡検査
- **上部消化管内視鏡検査**
  - ・胆管・膵管ドレナージや胆管結石摘出が必要な場合

第1章 臨床で役立つプロンプト

- **ERCP**
  - 胆管結石や閉塞の診断および治療
- **EUS（内視鏡的超音波検査）**
  - 胆道系の詳細評価

5. その他の特殊検査
- **腫瘍マーカー**
  - CA19-9，CEA：胆管癌や膵癌のスクリーニング
- **血液培養**
  - 敗血症の疑いがある場合
- **自己免疫マーカー**
  - 抗核抗体（ANA），抗ミトコンドリア抗体（AMA）：自己免疫性肝疾患の疑い

臨床症状に応じた追加検査
- **腹水検査（腹水がある場合）**
  - 細胞診，蛋白濃度，LDH
- **組織生検**
  - 肝生検：原因不明の肝障害が続く場合

これらを総合的に組み合わせ，患者の病態を評価します．必要に応じて，迅速な専門医へのコンサルテーションを検討してください．

プロンプトのアレンジのコツ

- 「必要な検査項目」を「治療オプション」「コンサルト依頼先」「多職種連携のポイント」に置き換えれば，同じ形式で多角的な臨床判断を求めるプロンプトに発展できる．さらに，「なぜその検査項目が必要なのか説明を付けて」などの条件追加も効果的．

効果的な活用のためのポイント

- 結果を得た後に他の関連疾患を思い浮かべ，さらに必要な検査を追加することで，自分なりの検査プランをカスタマイズできる．
- 提示されたリストから，緊急性や侵襲性，コストを踏まえて重

要度の高いものを絞り込む練習を行う.

❌ 研修医や学生に「この2症状が揃った場合，どの検査が第一選択になるか」を問いかけ，論理的な臨床思考を身につける訓練に利用できる.

関連プロンプト

42 [症状A]と[症状B]を主訴とする患者で，まず除外すべき緊急疾患を3つ挙げてください.

43 [症状A]と[症状B]が同時に認められた患者で，病歴聴取時に特に確認すべき事項を3つ挙げてください.

44 [症状A]と[症状B]を訴える患者で，基本的な検査で異常が認められなかった場合，追加で検討すべき特殊検査を2つ挙げ，その選択理由を簡潔に示してください.

検査に困ったときに有用なプロンプト

45. [疾患名] の疑いがある場合に実施すべき検査を5つ挙げてください．

このプロンプトは，特定の疾患が疑われる患者を前にした際，基本となる検査項目を素早くリストアップするのに役立ちます．診断の導入部分で，見落としなく検査戦略を組み立てるためのチェックリストとして利用できます．また，カンファレンスで症例を提示する準備段階や，指導医が研修医に対して「まず何を調べるか」を問うトレーニングツールとしても有用です．

 肺炎の疑いがある場合に実施すべき検査を5つ挙げてください．

 ChatGPT の回答　　　　回答の精度 ★★★★☆

- 胸部X線写真：肺実質の浸潤影や陰影を確認
- 血液検査（血算・CRP）：炎症所見や白血球数の増加を評価
- 喀痰検査：起炎菌の推定のため（グラム染色・培養）
- 血液培養：全身感染（菌血症）の有無を確認
- パルスオキシメトリまたは血液ガス分析：酸素化状態を把握

検査に困ったときに有用なプロンプト

プロンプトのアレンジのコツ

- 「実施すべき検査」を「参考にすべき診断基準」や「確認すべき問診項目」など別の情報収集手段に変えたり，「5つ挙げる」から「優先順位をつけて挙げる」に変えたりして，より実践的な判断プロセスを引き出す新しいプロンプトを生み出そう．

効果的な活用のためのポイント

- 基本的な検査項目をもとに，患者の基礎疾患，全身状態，流行感染症の有無などを考慮し，必要な検査を追加・変更する．
- 挙げられた検査の中から緊急度や有用性をもとに優先順位を設定することで，判断力を養い，効率的な診療が可能となる．
- 初期検査結果をもとに必要な精密検査を追加し，除外すべき疾患を考える際に，他のプロンプトを組み合わせて診断思考を深める練習に役立てる．

関連プロンプト

46 [疾患名]が疑われる患者で，初期検査に異常がない場合，追加で検討すべき詳細な検査を3つ挙げてください．

47 [疾患名]を念頭に置く際，初期検査で特定の所見(例：特異的マーカー上昇)が出た場合に次に行うべき検査を1つ挙げてください．

48 [疾患名]が鑑別リストにある状況で，併存症や既往歴に応じて検査計画を修正する例を2つ示し，それぞれの考えかたを簡潔に整理してください．

検査に困ったときに有用なプロンプト

49 [薬剤 A] の投与前検査として必要な項目をリストアップしてください.

このプロンプトは，特定の薬剤を処方・投与する際に，安全性確保と有効性評価のために欠かせない事前検査を整理するのに適しています．治療開始前に確認すべき肝機能，腎機能，感染症スクリーニングなどの項目を列挙することで，薬物投与後の有害事象予防や効果判定に備えることが可能です．また，新人医師や薬剤選択に慣れていない医療者が，処方前のチェックリストとして活用できます．

 メトトレキサート投与前検査として必要な項目をリストアップしてください.

 ChatGPT の回答（抜粋）　　回答の精度 ★★★★☆

- 血液検査（血算，AST，ALT，ALP，γ-GT，クレアチニン，尿素窒素）
- 肝炎ウイルスマーカー（HBsAg，HCV 抗体など）
- 胸部 X 線検査（肺病変評価）
- 妊娠検査（生殖年齢女性の場合）
- 免疫状態の確認（場合によっては HIV 検査など）

プロンプトのアレンジのコツ

- 「投与前検査」を「副作用モニタリング」「治療効果判定用指標」「用量調整のための基準」などに変えることで,他の治療行為や薬剤に展開可能.さらに,「なぜその項目が必要か簡潔に説明」などの条件を足して,より充実したプロンプトへ発展させよう.

効果的な活用のためのポイント

- ChatGPTがリストアップした項目を定期的に確認し,最新のガイドラインや薬剤添付文書の改訂内容に基づいて更新する.
- 一度決定した検査項目や治療計画に固執せず,新たなエビデンスや患者の状況変化に応じて,リストや方針を柔軟に調整する.
- 複数薬剤を同時投与する場合,相互作用や重複する毒性を評価し,安全性を確保するためにリストを適宜修正する.

関連プロンプト

50 [薬剤A]の投与中に定期的に行うべきモニタリング項目を3つ挙げてください.

51 [薬剤A]による副作用が疑われる場合,追加で実施すべき検査を3つ挙げてください.

52 [薬剤A]の使用を検討する際,[既往歴]を踏まえて追加または変更すべき検査項目を1つ挙げ,その理由を述べてください.

検査に困ったときに有用なプロンプト

53 健康診断で異常値が見つかった場合の精査方法について，[異常値の種類]ごとに説明してください．

このプロンプトは，健康診断の結果から初めて異常値が報告された際，次に何をすればよいのか迷ったときに用いると有効です．異常値の種類（例：肝機能異常，脂質代謝異常，尿異常など）を明示することで，異常値ごとに必要な追加検査や専門医受診のタイミング，生活習慣改善の検討などを整理できます．産業医や健康管理部門，プライマリケア医が，受診者へのフォローアップ計画を立てる際に活用できます．

健康診断で肝機能異常が見つかった場合の精査方法について，異常値の種類（AST，ALT，γ-GT）ごとに説明してください．

 ChatGPT の回答（抜粋） 　　回答の精度 ★★★★☆

- AST・ALT 上昇：
  ウイルス性肝炎マーカー（HBsAg，HCV 抗体），腹部超音波検査で肝構造評価，過剰飲酒歴の確認，代謝性肝疾患（NAFLD/NASH）のスクリーニング
- γ-GT 上昇：
  アルコール摂取量評価，胆道系異常を疑うための胆道系酵素（ALP）の確認，腹部超音波による胆嚢・胆管評価
- 併発パターンへの注目：
  複数酵素が同時に上昇する場合，複合的原因（慢性肝疾患，胆管結石，薬物性肝障害など）を想定し，より広範な検査（CT，MRI，MRCP）を検討

検査に困ったときに有用なプロンプト

プロンプトのアレンジのコツ

- 「精査方法」を「対策プラン」「教育・指導内容」「経過観察のインターバル」に置き換えて，健康診断結果から連想される次のステップへと広げてみよう．さらに，「異常値ごとの代表的疾患や有用なガイドラインも挙げて」と付け加えることで，多角的なプロンプトが作れる．

効果的な活用のためのポイント

- 「肝機能」「脂質異常」「糖代謝異常」などに分類し，それぞれに適した精査項目を決定することで，診断プロセスの効率化と混乱の防止につながる．
- 初回の異常値だけで判断せず，再検査を実施して一過性の変動か持続的な異常かを見極め，診断の精度を高める．
- 異常値が特定の領域に関連すると判明した場合，このプロンプトを活用して情報を整理し，適切な診療科（例：「消化器内科」「内分泌内科」「腎臓内科」）への紹介を行う．

関連プロンプト

54 健康診断異常値のフォローアップで，[特定の検査値] が改善しない場合に追加で考慮すべき検査を 3 つ挙げてください．

55 健康診断で複数の異常値 [検査値データ] が同時に見つかった場合，優先的に精査すべき項目を 1 つ選んでください．

56 健康診断異常値 [実際の検査値データ] に対する生活習慣改善指導の例を 3 つ挙げ，それぞれがどのような異常値改善に役立つかを示してください．

治療法を検討する際に有用なプロンプト

57 [疾患名]の標準的な治療法を，第一選択から第三選択まで提示してください．

このプロンプトは，特定の疾患に対して一般的に推奨される治療法の優先順位を確認する際に有用です．新たな治療方針を考えるときや，ガイドラインを踏まえた標準治療を後輩にレクチャーする際に役立ちます．また，患者説明用の資料作成や，カンファレンスで議論する前に，自分の頭の中を整理するための下準備として活用することも可能です．

 2型糖尿病の標準的な治療法を，第一選択から第三選択まで提示してください．

 ChatGPT の回答（抜粋）　　回答の精度 ★★★☆☆

- 第一選択：生活習慣改善（食事療法，運動習慣の確立）＋メトホルミン投与
- 第二選択：SGLT2 阻害薬や GLP-1 受容体作動薬の追加，または SU 薬など他の経口血糖降下薬の併用
- 第三選択：インスリン療法の導入，または複数薬剤併用による強化療法

プロンプトのアレンジのコツ

- 「標準的な治療法」を軸に，「なぜその順番なのか根拠を示してください」や「患者特性(年齢・併存疾患)によって優先順位を変えたバリエーションを示してください」など，治療優先度や個別化の視点を付け加えて，新しいプロンプトを構築してみよう．

効果的な活用のためのポイント

- 専門学会や信頼できる文献を参照し，治療戦略が最新情報と一致しているか確認する．
- 標準的な治療フローを得たうえで，患者個々のリスク・合併症・治療抵抗性を考慮すれば，順番や選択薬剤をアレンジしやすくなる．
- 回答をベースにスライドやパンフレットを作成し，医療スタッフや患者向けにわかりやすく治療戦略を解説することができる．

関連プロンプト

58 [疾患名]の治療過程で，第二選択・第三選択の治療を適用するタイミングを1つ挙げてください．

59 [疾患名]において，第一選択治療が無効または有害事象を生じた場合に検討すべき代替治療を2つ挙げてください．

60 [疾患名]の治療ガイドライン改訂により，第二選択治療が変化しましたが，その背景となるエビデンスや臨床試験結果を簡潔にまとめてください．

治療法を検討する際に有用なプロンプト

61 [疾患名]の治療における最新の知見を踏まえて,効果的な治療戦略を立案してください.

このプロンプトは,従来の治療方針に加えて,新たなエビデンスや最近発表されたガイドラインの改訂点を取り入れた戦略を検討したい場面で有用です.新規薬剤の承認直後など,知見が更新されたタイミングで,このプロンプトによって「今,最も有効とされる治療手段」を整理・検討できます.治療プランを刷新したり,症例検討会で提示するスライドを作成したりする際に役立ちます.

悪性黒色腫の治療における最新の知見を踏まえて,効果的な治療戦略を立案してください.

 ChatGPTの回答　　回答の精度 ★★★★☆

悪性黒色腫(メラノーマ)は,メラニンを生成するメラノサイトが悪性化した腫瘍であり,早期発見と適切な治療が重要です.最新の知見に基づく効果的な治療戦略は,病期(ステージ)に応じて以下のように分類されます:

ステージⅠおよびⅡ(局所病変)

- **手術療法**:病変部位の広範囲切除が基本となります.特にステージⅠBやⅡでは,センチネルリンパ節生検を行い,転移の有無を確認します.
- **術後補助療法**:センチネルリンパ節生検で転移が確認された場合,リンパ節郭清を検討します.また,再発リスクが高い場合には,免疫チェックポイント阻害薬などの術後補助療法が考慮されます.

ステージⅢ（局所リンパ節転移）
- **手術療法**：病変部位の広範囲切除に加え，転移が確認されたリンパ節の郭清を行います．

まとめ
悪性黒色腫の治療は，病期や遺伝子変異の有無に応じて最適な戦略を選択することが重要です．最新の治療法と副作用対策を組み合わせることで，患者さんの予後改善が期待されます．

プロンプトのアレンジのコツ

- 「最新の知見」という条件を，「国際ガイドラインの改訂ポイント」「新規薬剤の承認情報」「特定地域での流行パターン」などに置き換え，同じ構造で異なる情報源や時点に応用することで，新たな治療戦略プロンプトに展開しよう．

効果的な活用のためのポイント

- ChatGPTの回答を参考にする際，必ず最新の論文，メタアナリシス，国際ガイドラインを確認し，エビデンスに基づいた診療を実践する．
- 患者の遺伝子変異，合併症，社会的背景を考慮し，治療戦略を個別に調整することで，より適切な個別化医療を提供できる．
- このプロンプトを用いて，研修医や若手医師が最新の知見を学べるよう，カンファレンスや勉強会で実例を交えて議論し，理論と実践を結びつける学習を促進する．

関連プロンプト

62 [疾患名] の治療において，新規承認された [薬剤A] の位置づけを示してください．

63 [疾患名] に関する最近の大規模臨床試験結果を踏まえ，標準治療アルゴリズムへの組み込みかたを提案してください．

64 [疾患名] に対する最新治療法の中で，エビデンスは十分でないが将来的な期待があるアプローチを1つ挙げてください．

治療法を検討する際に有用なプロンプト

65 [疾患名]の治療において，患者のQOLを向上させるための工夫点を3つ挙げてください．

このプロンプトは，治療を単なる症状改善や生命予後の延長にとどめず，患者の日常生活の質（QOL）にまで目を向けたいときに有用です．治療方針を考える際，痛みや倦怠感を軽減する工夫，生活習慣の見直し，社会的・心理的サポートなどを系統的に洗い出すことができます．患者指導やカンファレンスでの多職種連携の話し合い，あるいは研修医教育での「全人的アプローチ」の習得に役立つでしょう．

慢性閉塞性肺疾患（COPD）の治療において，患者のQOLを向上させるための工夫を3つ挙げてください．

 ChatGPTの回答（抜粋） 　回答の精度 ★★★★☆

1. **呼吸リハビリテーションの充実**：呼吸法の指導や有酸素運動を取り入れ，活動耐容能を高める．
2. **栄養指導と体重管理**：適切な栄養摂取により筋力維持を図り，疲労感や活動制限を軽減する．
3. **心理的サポートと社会資源の活用**：患者会や地域のサポートグループを紹介し，不安や孤独感を和らげる．

プロンプトのアレンジのコツ

- QOL改善策を「リハビリテーション」「日常生活指導」「精神心理的サポート」などといった別の観点に置き換えたり,「各改善点の評価指標」や「経時的なフォローアップ方法」を追加して,他の疾患・別条件でも使える多面的なプロンプトに発展させよう.

効果的な活用のためのポイント

- 提示されたQOL向上策は,医師だけでなく,看護師,薬剤師,栄養士,理学療法士や作業療法士など多職種連携で実行することで,より効果を発揮する.
- 同じ疾患でも患者ごとのバックグラウンド(生活環境,サポート体制,経済状況)が異なるため,得られたアイデアを各患者に合わせて調整する.
- QOL改善策を導入した後は,実際に患者の満足度や活動レベルが向上したかを定期的に評価し,必要に応じてプランを修正すると,持続的な改善が期待できる.

関連プロンプト

66 [疾患名]患者に対して,日常生活で実行しやすいセルフマネジメント方法を3つ挙げてください.

67 [疾患名]における治療で生じる副作用の緩和策を3つ挙げてください.

68 [疾患名]治療中の患者が社会復帰を目指す際,サポート可能な社会資源を3つ挙げてください.

治療法を検討する際に有用なプロンプト

69 [疾患名] の薬物療法開始にあたって，患者に説明すべき点を5つ挙げてください．

このプロンプトは，新たに薬物療法を始める際，患者に理解してもらいたい情報を整理する目的で使えます．医師-患者間のコミュニケーションが円滑になるよう，治療の目的，副作用の可能性，服用手順，フォローアップ体制など，患者が安心して治療を継続できるための情報提供ポイントを洗い出すことが可能です．特に，外来で初回処方時や，カンファレンスで後輩医師に説明のポイントを指導する際に活用できます．

 2型糖尿病の薬物療法開始にあたって，患者に説明すべき点を5つ挙げてください．

 ChatGPTの回答（抜粋） 　　回答の精度 ★★★★☆

1. **治療目標と薬物の位置づけ**：血糖値コントロールの目標値や，薬剤がどのような機序で血糖を下げるかを説明する．
2. **服用方法・タイミング**：食前・食後の服用や1日何回飲むかなど，正確な飲み方を指示する．
3. **副作用と対応策**：低血糖や消化器症状など起こり得る副作用，異常を感じた際の対処法を示す．
4. **効果判定とフォローアップ**：定期的な血液検査や診察の必要性，通院間隔とその目的を明確にする．
5. **生活習慣との連携**：食事指導や運動療法と併用することで薬物効果が最大化されることを伝える．

治療法を検討する際に有用なプロンプト　45

 プロンプトのアレンジのコツ

- 説明事項の列挙をもとに，別の場面（「手術前同意」「リハビリ導入時の説明」など）や別の疾患・治療法に応用してみよう．また「5つ挙げる」を「優先度順に並べる」「理解度に応じて段階的に示す」に変更して，新たな指示パターンを生み出そう．

効果的な活用のためのポイント

- 患者の理解度や生活環境に合わせて，説明の深さや言葉選びを調整することで，より有効なコミュニケーションが可能．
- 口頭説明だけでなく，簡易な説明用パンフレットや患者用アプリを併用して，患者が自宅でも復習できるようにする．
- 次回受診時に患者が理解した内容を確認・復習することで，説明不足や誤解を早期に是正し，治療継続率と効果を高める．

関連プロンプト

70 [薬剤名]を初めて処方する際に，特に強調すべき安全性上の注意点を2つ挙げてください．

71 [疾患名]患者における複数薬剤併用時，薬物相互作用を回避するための説明ポイントを3つ示し，それぞれがなぜ重要かを簡潔に述べてください．

72 [疾患名]の薬物療法を継続している患者に対して，定期的に再確認すべき服薬関連事項を3つ挙げてください．

治療法を検討する際に有用なプロンプト

73 [疾患名]の外科的治療の適応について説明してください.

手術適応を明確にしたい場面で有用です．たとえば，外科治療を検討する際，学会ガイドラインや臨床試験結果を踏まえた基準を再確認することで，治療計画立案の一助となります．また，研修医教育やカンファレンスで症例を提示する際に，手術適応の根拠を整理しておくことで，他のメンバーとの議論をスムーズに進められます．

 悪性黒色腫の外科的治療の適応について説明してください．

 ChatGPTの回答　　回答の精度 ★★★★☆

悪性黒色腫（メラノーマ）の外科的治療は，治癒を目的とした最も重要な治療法の1つです．その適応は，腫瘍の病期（ステージ）や浸潤の深さ，転移の有無に応じて決定されます．以下に詳しく説明します：

1. ステージIおよびII（局所病変）

- **適応**：皮膚内に局所的に限局している場合，外科的切除が第一選択となります．
- **切除範囲**：
  - 病変部位を中心に，周囲の正常皮膚を含む一定の安全マージンを確保して切除します．
  - マージンの大きさは，病変の厚さ（Breslowの厚さ）に基づいて設定されます．
    - 厚さ1mm以下：1cmのマージン
    - 厚さ1.01〜2mm：1〜2cmのマージン
    - 厚さ2mm以上：2cmのマージン

- **センチネルリンパ節生検：**
  - 病変の厚さが 1 mm 以上，または潰瘍が伴う場合，転移のリスクを評価するためにセンチネルリンパ節生検が推奨されます．

2. ステージⅢ（局所リンパ節転移）
- **適応：** リンパ節への転移が確認された場合，病変部位の切除とともに転移リンパ節の郭清（リンパ節郭清）が行われます．
- **目的：**
  - 局所制御を図り，症状の進行を抑える．
  - 転移のリスクを減少させる．

3. ステージⅣ（遠隔転移）
- **適応：**
  - 遠隔転移があっても，特定の転移巣が単一または限られた部位にある場合，外科的切除が考慮されることがあります．
  - 特に脳や肺など，転移巣が症状を引き起こしている場合に緩和的手術を行うことがあります．
- **目的：**
  - 生存期間の延長．
  - 症状緩和（例：出血や圧迫による症状の軽減）．

4. 再発性メラノーマ
- **適応：**
  - 局所再発やリンパ節再発が生じた場合，可能であれば再切除が行われます．
- **目的：**
  - 再発巣の制御を図り，さらなる進行を防ぐ．

補助療法との組み合わせ
外科的治療の後，再発リスクが高い場合には，術後補助療法（免疫チェックポイント阻害薬や分子標的薬など）が併用されます．特に，センチネルリンパ節生検で転移が確認された場合や厚さが 2 mm を超える病変では，術後補助療法が推奨されます．

外科的治療が適応外となる場合
- 広範囲な遠隔転移がある場合や患者の全身状態が不良で手術が耐えられない場合には，外科的治療は行われず，薬物療法や放射線療法が優先されます．

まとめ

悪性黒色腫の外科的治療は，病期や腫瘍の特性に応じて最適な戦略が選択されます．適切な切除範囲を設定し，補助療法と組み合わせることで，治療効果を最大化することが目指されます．また，手術適応が難しい場合でも他の治療法との統合的なアプローチが重要です．

プロンプトのアレンジのコツ

- 「外科的治療適応」を「保存療法適応」「再発率低減策」「退院基準」など他の臨床的判断基準に置き換えてみよう．また，条件追加として「最新ガイドラインに基づいて」や「術前評価の観点から」などを付け加えれば，新たなプロンプトが作れる．

効果的な活用のためのポイント

- 回答を得た後，対象疾患に関連するガイドライン(国内外の学会指針)と照合し，適応基準が最新かつエビデンスに沿っているか確認する．
- 標準的適応だけでなく，患者ごとの個別要因(栄養状態，パフォーマンスステータス，生活背景)を踏まえ，実臨床では柔軟に判断する．
- 外科治療適応の判断には，内科医，放射線科医，臨床腫瘍医，看護師，栄養士など多職種での意見交換が有益であり，このプロンプトで整理した知識を基盤にディスカッションを行うとより総合的な判断が可能となる．

関連プロンプト

74 [疾患名]の外科的治療適応を拡大した近年のエビデンスを1つ挙げてください．

75 [疾患名]で外科的治療を検討する場合，術前評価で特に注意すべきリスク因子を3つ挙げてください．

76 [疾患名] の外科的治療後に必要となるフォローアップ項目を2つ挙げ，その根拠と意義を簡潔に示してください．

> **コラム 「ChatGPTは使えない」と公言するリスク**
>
> ChatGPTをうまく使える人とそうでない人に分かれます．ときどき「ChatGPTは使えない」と公言する人がいますが，ぼくがそういう方たちをみて不安に思うのは，同じように「自分の部下は使えない」と言っているのではないか，ということです．ChatGPTは使いかた次第で，十分な仕事のサポートをしてくれます．プロンプトとは，いわば部下への指示出しと同じ．正しい指示を出せば，生成AIは確実に応えてくれます．
>
> ところが，従順な生成AIですら「使えない」と公言する上司は，部下への指示出しも下手で，彼らを過度に苦労させているのではないかと勘ぐってしまいます．
>
> こうした「使えない」というレッテル貼りは，その人自身のマネジメントスキルやコミュニケーションの不備を表している可能性も否定できません．AIであれ人であれ，相手がもつ能力を生かすためには，「何をどのように指示するか」という指導力と，相手の特性を理解し引き出す工夫が必要です．
>
> もし「ChatGPTは使えない」と感じているのなら，まずは自分の指示出しを振り返ってみることが大切です．部下やAIから期待する成果が得られないとき，問題の本質は「道具」や「相手」が未熟だからではなく，"指示が正確か，目的が明確か"という点にあるのではないでしょうか．結局のところ，優れたツールと優れたマネジメントが組み合わされば，その組織や個人の生産性は飛躍的に向上していくはずです．

治療法を検討する際に有用なプロンプト

77 [疾患名] に対する化学療法のプロトコル例を挙げてください.

疾患に対する代表的な化学療法レジメン(治療プロトコル)を確認したいときに有用です. 初めて症例に取り組む際に, よく用いられる薬剤の組み合わせや投与スケジュールを把握し, 治療計画立案の参考にすることができます.

[皮膚有棘細胞がん] に対する化学療法のプロトコル例を挙げてください.

ChatGPT の回答　　回答の精度 ★★★☆☆

皮膚有棘細胞がん(cutaneous squamous cell carcinoma:cSCC)は, 主に外科的切除が第一選択となるが, 進行例や再発例, または手術が困難な場合には化学療法が適応されることがあります. 以下は一般的な化学療法のプロトコル例です:

1. シスプラチンを含むレジメン

- **使用薬剤**:シスプラチン(Cisplatin)単剤または併用療法.
- **投与例**:
  - シスプラチン 50〜100 mg/m² を静脈投与, 3〜4 週間ごとに繰り返す.
  - 他の薬剤(例:5-FU)と併用する場合もある.
- **適応**:
  - 再発性または転移性 cSCC.
  - 手術や放射線治療が不可能な局所進行例.

2. シスプラチン + 5-FU(フルオロウラシル)併用療法

- **使用薬剤**:
  - シスプラチン(Cisplatin)およびフルオロウラシル(5-FU).

- 投与例:
  - シスプラチン 50〜100 mg/m² を 1 日目に静脈投与.
  - 5-FU 1,000 mg/m²/日を 1〜4 日間連続的に静脈投与.
  - 3〜4 週間ごとにサイクルを繰り返す.
- 特徴:
  - 相乗効果が期待される.
  - 一部の患者で反応率が高いと報告されている.

プロンプトのアレンジのコツ

- 「化学療法プロトコル例」を「放射線治療計画」「免疫療法の組み合わせ」など,他の治療モダリティに変更してみよう.また,「そのプロトコルの選択理由」や「副作用対策」を要求することで,新しい応用プロンプトが生まれる.

効果的な活用のためのポイント

- 標準的なプロトコル例はあくまで一般論であり,患者の全身状態,遺伝子変異(RAS/BRAF 変異),既往歴や併用薬に応じて調整が必要となる.
- 新規薬剤の承認やガイドライン改訂によって推奨プロトコルは変化し得るため,適宜最新の文献や学会発表を参照する.
- 薬剤師,看護師,管理栄養士など,多職種チームがこの情報を共有することで,治療前後のケアや副作用対策をより的確に行える.

関連プロンプト

78 [疾患名]における化学療法レジメン変更の判断材料となる指標を 2 つ挙げてください.

79 [疾患名]化学療法中の患者で,有害事象発生時に追加で行うべき評価項目を 3 つ挙げてください.

80 [疾患名]に対する化学療法と分子標的薬併用時に注意すべきポイントを 2 つ挙げ,その背景を簡潔に説明してください.

治療法を検討する際に有用なプロンプト

81 副作用が少ない[疾患名]の治療法を提案してください．

化学療法や強力な薬物治療を中心とした従来の方策に加え，低侵襲な手技や生活習慣改善，補完医療など，患者負担を抑えられる方法を模索する際に役立ちます．患者が高齢で多剤併用中，もしくは副作用を強く懸念している場合など，個別の臨床状況に応じて，このプロンプトから得たアイデアを活用してください．

 副作用が少ない膝関節症の治療法を提案してください．

 ChatGPTの回答（抜粋）　　回答の精度 ★★★★☆

- 物理療法：軽度〜中等度の膝関節症に対しては，定期的なリハビリテーションや筋力強化訓練，温熱療法などが副作用の少ない選択肢となる．
- 補助具の使用：膝サポーターやインソールの活用により，関節負荷を軽減し，疼痛緩和効果が期待できる．
- 生活習慣改善：体重管理や軽い有酸素運動で関節へのストレスを減らし，薬剤使用量そのものを抑える．
- 補完的手技：鍼灸など一部の補完医療が症状軽減に有用とされることもあり，副作用の懸念が少ない．
- 適応外使用だが比較的安全性が高い治療：低用量の外用薬，局所注射（ヒアルロン酸など）による症状緩和．

治療法を検討する際に有用なプロンプト

プロンプトのアレンジのコツ

- 「副作用が少ない」という条件を「コストが低い」「簡便に実施可能」「小児に適した」など別の制約条件に切り替えてみよう．また，「治療法」を「スクリーニング法」や「予防策」などに変えれば，幅広い応用が可能になる．

効果的な活用のためのポイント

- 副作用を恐れる患者には，まず非薬物療法や軽度介入を提示し，受容性や効果を見極めながらステップアップする方針が有用となる．
- 理学療法士や，はり師・きゅう師，栄養士などの多職種と協力すれば，副作用の少ない多面的治療を行える．
- 効果が不十分な場合は，段階的に治療法を見直し，副作用対策と有効性のバランスをとる工夫が求められる．

関連プロンプト

82 [疾患名]治療において，副作用軽減を目的に用いられる補助的治療法を3つ挙げてください．

83 [疾患名]に対する標準治療の副作用を減らすための薬剤調整策を1つ挙げてください．

84 [疾患名]治療において，副作用リスクが特に懸念される[患者層]に対して推奨される低侵襲的介入を簡潔に説明してください．

治療法を検討する際に有用なプロンプト

85 [薬剤名]の併用禁忌および併用注意である薬剤を挙げてください．

多剤併用が日常的な臨床現場では，相互作用による副作用や有効性低下が問題となることがあるため，処方前にこのプロンプトで確認しておくことで，リスク回避や投薬計画の最適化に役立ちます．また，薬剤師や看護師によるダブルチェックとしても活用できます．

ワルファリンの併用禁忌および併用注意である薬剤を挙げてください．

ChatGPTの回答（抜粋） 　回答の精度 ★★★☆☆

- **併用禁忌例：**
  - アゾール系抗真菌薬（フルコナゾールなど）：一部で，ワルファリン代謝を強く阻害し，重篤な出血リスク増大が懸念される場合がある．（※筆者注：実際の添付文書やガイドライン要確認）
- **併用注意例：**
  - NSAIDs（非ステロイド性抗炎症薬）：出血傾向が増加しやすく，胃腸出血リスクが高まるため併用時は定期的な出血兆候のモニタリングが必要．
  - 一部の抗凝固薬・抗血小板薬：作用重複による出血リスク増大に留意する．
  - ビタミンK含有製剤やサプリメント：作用拮抗や有効性低下が起こり得るため服用状況を確認．

治療法を検討する際に有用なプロンプト 55

プロンプトのアレンジのコツ

- この薬剤安全性視点を,別の薬剤や治療手段に展開しよう.「併用禁忌・併用注意」を「用量調整が必要な薬剤」や「相互作用を考慮すべき栄養素」に変えることで,同様の形式でさまざまな分野に応用できる.

効果的な活用のためのポイント

- 薬物相互作用は新薬の登場や知見の更新で変わり得るため,回答取得後は必ず最新の添付文書や信頼性ある薬物相互作用検索ツールで検証する.
- 併用注意であっても,患者の臨床状況によっては慎重なモニタリング下で併用可能な場合があるため,医師・薬剤師・看護師などで情報共有し,個別対応する.
- 研修医や薬剤師実習生にこのプロンプトで得た回答を提示し,実例を用いて相互作用のメカニズムや対処法を教育することで,安全な医療提供に役立つ.

関連プロンプト

86 [薬剤名]と特定の相互作用を起こす薬剤がなぜ問題となるか,作用機序上の理由を1つ挙げて説明してください.

87 [薬剤名]の相互作用リスクを軽減するために,処方時に確認すべき患者背景情報を2つ挙げてください.

88 [薬剤名]併用中に重大な副作用が疑われた場合,追加で行うべき確認や検査項目を2つ挙げてください.

患者への説明に使えるプロンプト

89 [疾患名]について,中学生にも理解できるよう説明してください.

このプロンプトは,難解な医学用語をできるだけ平易な言葉に置き換え,医学的な知識がない若い学習者にも理解しやすい説明文を得るために有用です.中学生レベルの読者を想定することで,複雑な概念や用語を整理し,本質をわかりやすく伝えるスキルを高めることができます.これは,医学生・研修医が患者説明能力を磨く練習としても有効ですし,医療者が患者家族や一般向けの啓発資料を作成する際の参考にもなります.

 糖尿病について,中学生にも理解できるよう説明してください.

 ChatGPT の回答(抜粋)　　回答の精度 ★★★★★

糖尿病は,食べ物からとったエネルギー(糖)が,体の中でうまく使われなくなる病気です.普通,僕たちの体は,食べたものにふくまれる糖分を血液の中から取りこんで,エネルギーとして使います.そのとき「インスリン」という物質が助ける役割をしています.ところが,糖尿病になると,このインスリンが十分に働かなくなったり,足りなくなったりして,血液の中に糖がたくさんたまってしまいます.その結果,体が疲れやすくなったり,のどが渇いたり,ひどい場合には目や腎臓を傷つけてしまうこともあります.

でも,早めに気づいて,食生活を見直したり,薬で手助けしたりすれば,元気に生活することができる病気でもあります.

プロンプトのアレンジのコツ

- 対象読者を「中学生」から「専門外の一般成人」や「他医療従事者（看護師，新人医師）」に変えたり，「理解しやすい比喩」や「身近な例」を用いて説明させるなど，コミュニケーションスタイルを変えるプロンプトに応用しよう．

効果的な活用のためのポイント

- 年齢，学習レベル，背景知識を踏まえた表現を意識することで，適切な難易度や言葉選びが可能．
- 難解なメカニズムは，日常生活に近い例えで説明すると理解が深まりやすい．
- 一度に詰め込みすぎず，基本的なポイント（原因，症状，治療・予防法）に絞ることで，読者の負担を軽減する．

関連プロンプト

90 [疾患名] について，小学生にも理解できるよう，やさしい言葉で説明してください．

91 [疾患名] を，高校生向けに詳しく，医学的な背景もふまえて説明してください．

92 [疾患名] の理解を深めるために，日常生活で気をつけるポイントを中学生にもわかりやすいように3つ挙げ，その理由も説明してください．

患者への説明に使えるプロンプト

93 [疾患名]の予後について，患者にどのように説明すればよいですか？

予後は感情的負担が大きくなりがちな領域であり，過度に不安を煽らず，かといって根拠のない楽観を与えないバランス感覚が求められます．若手医師が患者説明の準備をするときや，カンファレンスで指導医が後輩にアドバイスを行う際のシミュレーションツールとして活用できます．

 肺がんの予後について，患者にどのように説明すれば良いですか？

 ChatGPT の回答（抜粋）　　回答の精度 ★★★★★

予後について説明する際は，以下のようなポイントに留意するとよいでしょう：

1. **現在わかっている情報に基づく：**
   病期（ステージ）や治療方針，患者さんの体力や合併症の有無などを踏まえ，「今わかっている範囲で」見通しを伝えることが大切です．
2. **数値を用いる場合は相対的な説明を補足：**
   たとえば「5年生存率○%」といった統計値は，患者さん個人にそのまま当てはまらないことを強調します．あくまで「たくさんの患者さんの平均的な結果」であることをわかりやすく説明します．
3. **不確実性を正直に伝える：**
   医学は確率の話であり，個々の患者さんでは結果が異なり得ること，経過観察や治療の反応によって予後が変わる可能性があることを理解してもらいます．

4. サポート体制を示す：
もし病状が進行したり，症状が増えても，緩和ケアや在宅支援など，利用できるサポートや対処法があることを伝えることで，患者さんが孤立感を抱かないようにします．

5. 患者さんが求める情報の量に配慮：
詳細な数字を知りたい方と，漠然とした見通しだけで十分な方がいます．患者さん自身がどの程度の情報を求めているかを把握し，それに合わせた説明を行います．

プロンプトのアレンジのコツ

- 予後説明を「治療効果説明」「再発リスク説明」「検査結果説明」など，医療コミュニケーション全般に広げてみよう．また「患者」以外に「家族」や「介護者」に対する説明として切り替えれば別のシナリオも作れる．

効果的な活用のためのポイント

- 上記の回答をもとに，医療者同士でシナリオを作り，患者役と医師役に分かれて説明練習を行うと効果的．
- 患者だけでなく家族にも同様の配慮が必要な場合があり，その際にも上記の考えかたが応用できる．
- 必要に応じて医学用語をよりやさしい言葉に言い換えたり，図やイラストを活用したりすることで，理解しやすさを向上させる．

関連プロンプト

94 [疾患名]の予後を患者が尋ねたときに，適切な対応が難しい場合に検討できる相談先やサポート資源を2つ挙げてください．

95 [疾患名]の予後説明において，実際の統計データを使う際に注意すべき点を1つ挙げ，その理由を示してください．

96 [疾患名]の予後が不確実な場合，患者とのコミュニケーションで強調すべきポイントを2つ挙げ，それぞれがどのような効果をもたらすか説明してください．

患者への説明に使えるプロンプト

97 問診時に注意すべき非言語コミュニケーションを3つ挙げてください．

患者対応の際，言葉だけでなく身体の動きや表情など，非言語的な要素が診療コミュニケーションに大きな影響を与えることを再確認したいときに有用です．特に，研修医や若手医師が問診技術を磨く際に，言語的質問だけでなく，目線や姿勢などの「見えない言葉」に意識を向けるきっかけとして活用できます．また，看護師や医療スタッフ同士でロールプレイを行い，患者との信頼関係構築に役立つ非言語的要素を再点検する際にも役立ちます．

問診時に注意すべき非言語コミュニケーションを3つ挙げてください．

ChatGPTの回答（抜粋）　　回答の精度 ★★★★★

1. **アイコンタクト：**
   患者の話を聞くときは，適度な目線合わせで「あなたの話をしっかり聞いています」というメッセージを伝える．ただし，凝視しすぎると圧迫感を与える可能性があるため，自然な間隔で視線を外すことも大切．

2. **姿勢や身体の向き：**
   体全体を患者に向け，前かがみで少し身を乗り出す姿勢は，関心や共感を示すサインとなる．一方，腕組みや背もたれに踏ん反り返るような姿勢は，患者が話しづらい雰囲気を生み出す可能性がある．

> 3. **表情やうなずき:**
>   適度なうなずきや柔和な表情は,患者が安心して話し続けられる空気を作り出す.無表情や頻繁な時計確認は,患者が急かされている,または話に興味を持たれていないと感じさせてしまう.

 プロンプトのアレンジのコツ

- 「非言語コミュニケーション」を「医療面接での傾聴技法」「困難な患者対応スキル」など,コミュニケーション領域一般へと置き換えよう.さらに,「3つ挙げる」を「例を交えて説明」や「改善策も提示」などの条件追加で新たなプロンプトへ展開しよう.

効果的な活用のためのポイント

- 回答で示された非言語的要素を意識しながら,模擬患者を用いたロールプレイを行い,仲間同士でフィードバックを行う.
- 自分の問診シーンを録画し,アイコンタクトや姿勢,表情が適切か客観的に評価することでスキル向上につながる.
- 上級医師や指導医がどのような非言語コミュニケーションを実践しているか観察し,良い点を取り入れる.

関連プロンプト

98 問診時における不適切な非言語サインを3つ挙げ,それが患者に与える可能性のある悪影響を示してください.

99 非言語コミュニケーションを改善するためのトレーニング方法を2つ挙げてください.

100 文化的背景が異なる患者[具体例]との問診で,非言語コミュニケーションにおいて留意すべき点を1つ挙げ,その理由を述べてください.

患者への説明に使えるプロンプト

101 患者の訴えを聞き出すための効果的な質問方法を3つ挙げてください．

医師や医療スタッフが患者面接時に行う質問の仕かたを見直し，より良いコミュニケーションを確立するために有用です．特に，患者が自分の症状や困りごとを十分に表現できない場合や，抽象的な訴えを明確化したい場合，適切な質問方法を選ぶことで，より正確な情報収集が可能となります．研修医教育やカンファレンスでのケースディスカッションにおいて，改善点を見つける一助としても活用できます．

患者の訴えを聞き出すための効果的な質問方法を3つ挙げてください．

ChatGPTの回答（抜粋）　　回答の精度 ★★★★★

1. **オープンクエスチョンの活用：**
   「痛みはどんなときに強くなりますか？」や「最近気になっていることは何ですか？」など，はい/いいえで答えられない質問をすることで，患者が自由に考えを表現しやすくなる．

2. **適度な沈黙・待ち時間を持つ：**
   質問後すぐに次の質問に移るのではなく，患者が考えをまとめる時間を与えることで，より深い情報や，患者が最初ためらっていた訴えを引き出すことができる．

3. **要約・反復による確認：**
   患者の言葉を「つまり，○○ということでしょうか？」と要約し返すことで，患者の意図が正しく伝わっているか確認しつつ，新たな詳細を補足しやすくする．

プロンプトのアレンジのコツ

- 「質問方法」を「カウンセリング技法」「モチベーション維持策」など別の対話スキルに変える．または「小児患者」や「認知症患者」といった特定集団を設定し，その集団特有の質問テクニックへと応用しよう．

効果的な活用のためのポイント

- 回答にある手法をロールプレイで試してみることで，質問のタイミングや声のかけかたなど実践的な感覚を身につけられる．
- オープンクエスチョンが有効な患者もいれば，要約が特に効果的な患者もいる．状況や患者背景に合わせて，3つの方法を組み合わせて使うとよい．
- 面接後，録音やメモを見返し，どの質問方法が効果的だったか評価・改善することで，スキルアップが期待できる．

関連プロンプト

102 患者が自分の症状をうまく言語化できない場合，理解を深めるためのフォローアップ質問を2つ挙げてください．

103 多くの訴えを一度に話す患者に対して，優先度を整理するための質問テクニックを1つ挙げてください．

104 言語障害やコミュニケーション困難な患者の診察で，代替的な情報収集手段を2つ挙げ，それぞれの有用性を説明してください．

救急外来で使えるプロンプト

105 アナフィラキシーショックの初期対応を説明してください．

アナフィラキシーショックに直面した際，基本となる初期対応手順を整理するために有用です．救急外来，一般外来，病棟内で突然こうした事態が生じた場合，素早く標準的対応を思い出し，実行に移すスキルが求められます．研修医や若手医師が緊急時の行動を確認したり，カンファレンスで緊急対応をシミュレートしたりする際の参考となります．

 アナフィラキシーショックの初期対応を説明してください．

ChatGPTの回答（抜粋）　　回答の精度 ★★★★★

アナフィラキシーショックの初期対応の基本は，速やかなアドレナリン（エピネフリン）の筋注投与と気道確保，循環補助です．以下が標準的な流れの一例です：

1. **アドレナリン自己注射（エピペン）または医療者によるアドレナリン 0.3〜0.5 mg 筋注（成人の場合）：**
   最優先で行うべき処置で，血圧の低下や気道浮腫を改善する最も効果的な方法です．
2. **患者の体位調整：**
   血圧低下が著明な場合は下肢挙上，呼吸苦が強い場合は上半身挙上など，状態に応じて体位を調整します．
3. **酸素投与・気道確保：**
   呼吸苦や喘鳴，舌や咽頭の浮腫がある場合は，酸素投与や気道確保（必要なら気管挿管）を検討します．
4. **補助療法：**
   生理食塩水の静脈内輸液で循環血液量をサポートします．場合

によっては，H₁ ブロッカー（抗ヒスタミン薬）やステロイドなどの追加投与を考慮しますが，これらはアドレナリンに比べて優先度は低いです．
5. **継続的な観察・再投与判断：**
   症状が改善しない場合にはアドレナリンの追加投与を検討し，バイタルサイン，呼吸状態，意識レベルをこまめに評価します．

プロンプトのアレンジのコツ

- 「初期対応」を「フォローアップ手順」「再発防止策」「標準治療ガイドラインとの比較」など別の局面に拡張して，他の救急疾患や緊急対応シナリオに同じ形式で応用しよう．

効果的な活用のためのポイント

- シミュレーション教育や救命処置の BLS/ACLS コースなどで，アドレナリン投与のタイミングや量を繰り返し練習する．
- 現場では患者の年齢，体格，既往歴，原因（食物，薬剤，蜂刺など）に合わせた微調整が必要となるため，基本を踏まえつつ柔軟に対応する．
- 看護師，薬剤師，臨床工学技士などの多職種が連携し，役割分担を明確にしておくことで，対応時間の短縮と精度向上が期待できる．

関連プロンプト

106 アナフィラキシーの典型的症状を5つ挙げ，各症状がどのような病態変化を示すか説明してください．

107 アナフィラキシーショック発生後，入院管理中に観察すべき指標を2つ挙げ，それぞれの臨床的意義を示してください．

108 アナフィラキシー既往患者に対して，予防的措置として行うべき生活指導やアドレナリン自己注射薬の使用指導ポイントを3つ挙げてください．

救急外来で使えるプロンプト

109 急性腹症の鑑別診断をフローチャートで示してください．

急性腹症に遭遇した際，限られた時間の中で鑑別診断を系統的に整理するために有用です．フローチャート形式で病態を分類することで，情報量の多い腹痛患者へのアプローチを簡略化し，優先的に除外すべき重篤疾患や迅速に処置が必要な疾患を把握しやすくなります．初学者から熟練医まで，カンファレンス準備，教育，臨床思考の再確認など，多様なシーンで活用できます．

 急性腹症の鑑別診断をフローチャートで作図してください．

 ChatGPT の回答 　　回答の精度 ★★★★☆

急性腹症鑑別診断フローチャート

1. 腹痛の発症様式
   - **突然の発症**
     ➡ **破裂性疾患を疑う**
       ・大動脈解離・破裂
       ・消化管穿孔
       ・異所性妊娠破裂
   - **徐々に進行する腹痛**
     ➡ **炎症性疾患を疑う**
       ・虫垂炎
       ・胆嚢炎
       ・膵炎
       ・腸炎
       ・骨盤内炎症性疾患

救急外来で使えるプロンプト　67

第1章　臨床で役立つプロンプト

2. 痛みの部位
- 右上腹部
  - ➡ 胆道系疾患（胆石症，胆嚢炎）
- 上腹部
  - ➡ 消化器系疾患（急性膵炎，胃・十二指腸潰瘍穿孔）
- 右下腹部
  - ➡ 虫垂炎，腸管疾患
- 左下腹部
  - ➡ 憩室炎，大腸疾患
- 全体的な腹部痛
  - ➡ 腹膜炎，腸閉塞，大動脈疾患

3. 随伴症状の確認
- 発熱
  - ➡ 感染症・炎症（虫垂炎，胆嚢炎，骨盤内感染）
- ショック症状（血圧低下，頻脈）
  - ➡ 重篤な疾患を疑う（大動脈解離・破裂，消化管穿孔）
- 悪心・嘔吐
  - ➡ 腸閉塞，急性膵炎
- 黄疸
  - ➡ 胆道閉塞，肝疾患
- 血尿
  - ➡ 尿路結石

4. 画像検査・検査所見
- 腹部エコー
  - ➡ 胆嚢炎，胆石，腎結石を評価
- CTスキャン
  - ➡ 腹腔内出血，穿孔，腸閉塞，膵炎を評価
- 血液検査
  - ➡ 白血球増加（感染症・炎症），アミラーゼ・リパーゼ上昇（膵炎）

5. 必要な緊急対応の判断
- **緊急手術が必要な疾患**
  - 消化管穿孔
  - 異所性妊娠破裂
  - 腸管壊死
- **保存的治療が可能な疾患**
  - 腸炎
  - 軽度の憩室炎
  - 急性胃腸炎

プロンプトのアレンジのコツ

- フローチャートを求める形式は,「○○症状の診断プロセス」「手技選択のアルゴリズム」など,他の症状や状況にも利用可能.さらに,「フローチャート」を「比較表」や「タイムライン」に変えることで新たな可視化プロンプトも生み出せる.

効果的な活用のためのポイント

- 実際の症例に合わせ,フローチャートに各種疾患や検査所見を追加・修正すると,個々の診療現場に合わせたオリジナルのツールとして活用できる.
- 研修医や医学生向けに,このフローチャートをもとにケーススタディを行い,実際の症例に当てはめる演習をすることで,推論力を強化できる.
- 診療ガイドラインや新規診断技術の登場に伴い,フローチャートも定期的なアップデートが有用である.

関連プロンプト

110 急性腹症で特に除外すべき緊急疾患を2つ挙げ,それらを疑うポイントと迅速に行うべき検査を説明してください.

111 急性腹症の患者で鑑別困難な場合,追加で有用な画像検査を2つ挙げ,各検査の強みを示してください.

救急外来で使えるプロンプト　69

112 高齢患者の急性腹症鑑別で，症状が非典型的になりやすい理由を 1 つ挙げ，その対策を簡潔に示してください．

第1章 臨床で役立つプロンプト

コラム　生成 AI が苦手なこと〜感情価値の創造〜

　生成 AI は，文章だけでなく画像や動画の作成も実用化され始めています．論文の作成から画像診断支援，文献の理解など，幅広い範囲で力を発揮しているのです．しかし，その一方で苦手な分野もまだ残っています．たとえば，複雑な医学研究の図表や，専門的な臓器や細胞のイラスト作成，統計解析の計算などは，AI では不十分な面があります．

　さらに大きな課題のひとつが，「感情価値の創造」といえるでしょう．人間が体験する"面白い""泣ける""ワクワクする"といった感情に直結する作品を，AI が生み出すのはまだ難しいように思えます．"感動しやすい要素"や"ウケのいい構成"を取り入れたコンテンツを生成できることはあっても，人の深い感情に訴えかける"本物の物語"を作り上げるには，膨大かつ複雑な文脈を理解し，独自の創造力を働かせる必要があるからです．

　今後はこの「感情価値」という領域こそが重要になってくるかもしれません．情報量やスピードでは AI が圧倒的優位に立つなかで，人が本質的に求めるのはやはり"心が動かされる何か"ではないでしょうか．医療においても，患者さんや医療従事者が抱える不安や希望に寄り添い，温かい思いやりを伴うコミュニケーションが一層重視されるでしょう．

救急外来で使えるプロンプト

113 胸痛を訴える患者の鑑別診断を5つ挙げてください.

胸痛を主訴とする患者を前にしたとき，まず考慮すべき主な疾患を簡潔に整理するために有用です．救急外来や外来初診時，研修医や学生が症例提示に備えて思考をまとめる際，あるいはカンファレンスで鑑別リストを短時間で把握したい場合に活用できます．大まかな疾患リストを確認したうえで，詳細な問診や身体所見，検査計画を立てる足がかりとしましょう．

胸痛を訴える患者の鑑別診断を5つ挙げてください.

ChatGPTの回答（抜粋）　　回答の精度 ★★★★☆

1. **狭心症・心筋梗塞（虚血性心疾患）**
   心臓の血流不足によるもので，胸部中央部の圧迫感や締め付けるような痛みが特徴．

2. **大動脈解離**
   背中へ放散する鋭い痛みが多く，血圧左右差や新規の心雑音が手がかりになる．

3. **肺塞栓症**
   呼吸困難や頻呼吸を伴い，深呼吸で痛みが増すことがある．リスク因子（長時間の immobilization，凝固異常など）にも注目．

4. **気胸**
   突然の片側性胸痛と呼吸困難が特徴．若年痩せ型や肺疾患既往者で多い．

5. **胸膜炎，肋間神経痛などの呼吸器・筋骨格系疾患**
   深呼吸や体位変換で痛みが増減しやすい．重症疾患以外にも，筋骨格性の痛みが紛らわしい場合がある．

プロンプトのアレンジのコツ

- 「胸痛」を「頭痛」「腹痛」「関節痛」など他の症状に置き換えたり，「5つ挙げる」を「重症度順に並べる」や「症状出現頻度を考慮する」などの追加条件を付け足して，より多様な臨床シナリオに広げよう．

効果的な活用のためのポイント

- 回答で得たリストから，まず除外すべき致死的疾患（心筋梗塞，大動脈解離，肺塞栓症）を優先的に考え，必要な検査（心電図，胸部画像，D-dimer 測定など）を行う．
- 年齢，リスク因子，既往歴に合わせてリストを拡張または絞り込み，より正確な鑑別へと発展させる．
- 研修医や医学生にこの基本リストを提示し，症例を用いて思考プロセスを展開する練習をすることで，鑑別診断能力を向上させる．

関連プロンプト

114 胸痛患者で最初に確認すべき重症疾患を2つ挙げ，それらを迅速に除外するための必須検査を説明してください．

115 胸痛とともに発熱を認める患者で考慮すべき感染性疾患を1つ挙げ，その診断のために行うべき検査を示してください．

116 運動時に誘発される胸痛に着目して，可能性が高まる疾患を1つ挙げ，その病態生理を簡潔に説明してください．

救急外来で使えるプロンプト

117 頭痛を訴える患者の鑑別診断を5つ挙げてください．

このプロンプトは，頭痛を主訴とする患者に対し，まず考慮すべき代表的な疾患の整理に有用です．急性期対応や外来初診時に迅速な方向性をつかむ際，研修医の思考トレーニング，カンファレンスでの症例ディスカッション準備など，幅広い場面で活用できます．頭痛は非常に多様な原因が考えられる症状であり，このプロンプトで基礎的なリストを示したうえで，詳細な病歴聴取や追加検査計画を立てるようにしましょう．

 頭痛を訴える患者の鑑別診断を5つ挙げてください．

ChatGPTの回答（抜粋） 　回答の精度 ★★★★☆

1. **片頭痛**
   拍動性の頭痛で，光や音に敏感になり，吐き気を伴うことが多い．
2. **緊張型頭痛**
   頭全体が締め付けられるような痛みで，ストレスや疲労が誘因となることが多い．
3. **くも膜下出血**
   突然発症の激しい頭痛（「今まで経験したことのない激痛」）が典型．吐き気，嘔吐，意識障害を伴うこともあり，緊急対応が必要．
4. **脳出血・脳梗塞**
   片側麻痺や言語障害など神経学的症状を伴いやすい．急性期頭痛として鑑別が重要．

5. 副鼻腔炎や緑内障発作など，頭蓋内・頭蓋外要因による二次性頭痛

副鼻腔炎の場合，前かがみ時に痛みが増すなど特徴的な誘因がある．急性閉塞隅角緑内障では目の痛み，視力低下，嘔気など眼症状を伴う．

プロンプトのアレンジのコツ

- 頭痛を他の症状に替える，あるいは「鑑別診断」を「治療法」「必要な検査」など別の観点に転換し，同じ構造でさまざまな症状・病態のプロンプトを作成してみよう．

効果的な活用のためのポイント

- まずは緊急対応が必要なくも膜下出血や脳出血を頭に置き，必要に応じてCTなど迅速な画像検査を行う．
- 回答で得た鑑別リストをもとに，頭痛の性質，発症様式，随伴症状，誘因・軽減因子などを詳細に聞き出すことで，より正確な鑑別につなげる．
- 研修医や学生にこの基本リストを提示し，個々の疾患について深掘りする勉強会や症例検討を行うことで，頭痛診療の理解を深める．

関連プロンプト

118 頭痛患者で早期に除外すべき重篤疾患を2つ挙げ，その判断のポイントとなる症状・所見を説明してください．

119 慢性頭痛患者で，片頭痛と緊張型頭痛を区別するための特徴的所見を1つ挙げ，それがどのような診断上の意味をもつか示してください．

120 頭痛患者への追加検査選択を考えるうえで有用な問診項目を2つ挙げ，それぞれがどのような鑑別に役立つか説明してください．

救急外来で使えるプロンプト

121 めまいを訴える患者の鑑別診断を5つ挙げてください．

めまいを主訴とする患者に遭遇した際，まず頭に浮かべておくべき主な原因疾患や病態を整理するのに有用です．めまいは内耳障害から中枢神経系の病変，循環動態異常，心理的要因まで多岐にわたるため，こうした基本的なリストを出発点として追加の問診・検査を考えることができます．

めまいを訴える患者の鑑別診断を5つ挙げてください．

ChatGPTの回答（抜粋） 回答の精度 ★★★★☆

1. **良性発作性頭位めまい症（BPPV）**
   特定の頭位変換で誘発される回転性めまいが特徴で，内耳の耳石が原因とされる．
2. **メニエール病**
   繰り返す回転性めまい発作，耳鳴り，難聴，耳閉感が特徴．内耳リンパ液の異常が関与．
3. **前庭神経炎・突発性平衡機能障害**
   突然の激しい回転性めまい発作，悪心，嘔吐がみられ，ウイルス感染などが背景と考えられる．
4. **脳血管障害（椎骨脳底動脈系障害）**
   脳幹や小脳の虚血・出血によるめまい．片麻痺，構音障害，嚥下障害など中枢神経症状を伴う場合は要注意．
5. **起立性低血圧や不整脈など循環動態異常**
   立ち上がったときにふらつく，脈拍異常と同時にめまいが生じるなど，全身性の血行動態問題によるもの．

プロンプトのアレンジのコツ

- めまいを「視力障害」や「呼吸困難」などの異なる症状に変えて，同様に鑑別診断を挙げさせることができる．さらに，「なぜその疾患を疑うのか」を要求して，より説明的なプロンプトへ発展させよう．

効果的な活用のためのポイント

- まず中枢性めまいや重篤な循環障害を除外する必要があり，神経学的所見やバイタルサインを確認する．
- 回答をもとに，さらに詳しい問診（めまい発作の持続時間，誘因，耳症状の有無）や身体所見（眼振パターン），追加検査（頭部MRI，Dix-Hallpikeテストなど）で鑑別を絞り込む．
- 研修医や学生にこのリストを提示し，実症例をもとに問診，所見，検査計画を練習することで，めまい診療の基本を習得できる．

関連プロンプト

122 めまい患者で中枢性病変を疑う所見を2つ挙げてください．
123 めまいが姿勢変換時に明確に誘発される場合に，行うべき検査を1つ挙げてください．
124 めまいを訴える高齢患者で，特に考慮すべき循環動態異常を1つ挙げ，その診断・対策方法を簡潔に説明してください．

救急外来で使えるプロンプト

125 適切な輸液を選択するためのポイントを3つ挙げてください．

輸液管理を行う際に考慮すべき基本的な視点を明確にするために有用なプロンプトです．外来や病棟での軽度脱水から重症患者の集中治療まで，さまざまな状況で輸液は必要とされます．研修医や学生が輸液治療を学ぶとき，あるいは症例検討会で輸液方針を検討する際の整理として，このプロンプトを活用すれば，輸液選択における原則的な考えかたを短時間でおさらいできます．

適切な輸液を選択するためのポイントを3つ挙げてください．

 ChatGPTの回答（抜粋）　　回答の精度 ★★★★★

1. **患者の病態と水・電解質バランスの把握：**
   患者の脱水の有無，ナトリウム・カリウムなどの電解質異常，出血や下痢・嘔吐の有無を確認し，それに応じた組成の輸液を選択する．

2. **投与目的の明確化：**
   維持輸液（体液バランスの保全），補正輸液（脱水や電解質異常の是正），救急対応（低血圧時の急速補正）など，輸液の目的に応じて，晶質液，膠質液，輸血製剤などから適切なものを選ぶ．

3. **持続時間と投与速度の設定：**
   急速な循環血液量回復が必要な場合と，慢性的な水分・電解質バランスの維持が目的の場合では，投与速度や期間が異なる．患者の全身状態，尿量，血圧，心機能などを考慮して適切な速度・量を決定する．

プロンプトのアレンジのコツ

- 「輸液選択のポイント」を「鎮痛薬選択のポイント」「リハビリテーションプログラム選定のポイント」など，治療選択全般に応用しよう．また，条件追加として「エビデンスに基づいて」「患者の合併症を踏まえて」などを加えることもよいだろう．

効果的な活用のためのポイント

- 回答に示されたポイントをもとに，実際の症例（たとえば重症感染症，術後管理，腎不全など）で具体的な輸液製剤選択や速度設定をシミュレーションすることで，応用力が養われる．
- 看護師，薬剤師，栄養士といった多職種で患者の状態を総合的に判断し，必要に応じて輸液計画を見直すことで，安全かつ効果的な治療を確立できる．
- 輸液製剤の種類やガイドラインは最新情報を反映して変化することがあるため，定期的な文献確認で常に最適な選択が行えるようにする．

関連プロンプト

126 [病態]で適切な輸液療法を行うために考慮すべき特別な要因を1つ挙げ，その理由を説明してください．

127 急性出血時に優先して投与すべき輸液の種類を1つ挙げ，その選択根拠を簡潔に示してください．

128 長期入院患者における維持輸液計画を考えるうえで，注意すべき代謝・電解質異常を1つ挙げ，それに対処する戦略を示してください．

第 **2** 章

学会発表で役立つ
プロンプト

疾患背景をまとめるのに有用なプロンプト

129 [疾患名]の疫学, 病態生理, 診断, 治療についてまとめてください.

特定の疾患について総合的な理解を整理したい際に有用です. 研修医が新たな疾患を学ぶとき, 症例提示や学会発表前に知識を再確認したいとき, 教科書的な要点を短時間でまとめたいときなどに役立ちます. 疾患理解は, 疫学(どんな集団で, どのくらい発生するか), 病態生理(なぜその疾患が起こり, どのようなメカニズムで症状が現れるのか), 診断(どのような検査や基準で確定するか), 治療(どのような薬物・手術・生活指導が有効か)の4つを軸に整理することで, 臨床判断の基盤を固めることができます.

尋常性乾癬の疫学, 病態生理, 診断, 治療についてまとめてください.

 ChatGPTの回答　　回答の精度 ★★★★★

以下は尋常性乾癬(Psoriasis vulgaris)に関する概要です:

1. 疫学

- **有病率**:世界人口の約1〜3%が罹患するとされる. 日本では1%未満だが, 近年は若干増加傾向.
- **年齢分布**:発症は10〜30代でのピークと, 50〜60代での第二のピークがある(バイモーダルピーク).
- **性差**:男女比はほぼ同等.
- **人種差**:欧米で比較的高頻度, 東アジアではやや低頻度とされる.
- **遺伝的素因**:家族内発症もあり, 多因子遺伝様式が示唆されている. HLA-Cw6との関連が知られる.

2. 病態生理（病態機序）

- **免疫学的異常**：自己免疫的性質を持つ疾患であり，T細胞（特にTh17系）を中心とした免疫異常が角化異常を引き起こす．
- **炎症性サイトカイン**：IL-23/Th17軸が中心的役割を果たし，IL-17，IL-22，TNF-αなどのサイトカインが表皮角化細胞を刺激し，過剰な増殖と未熟角化を誘導する．
- **角化細胞増殖亢進**：正常皮膚では表皮のターンオーバーは約28日だが，乾癬皮疹部では2〜4日程度と非常に短縮している．
- **環境因子**：外傷（Koebner現象），感染症（特に咽頭炎），ストレス，肥満，喫煙，飲酒，薬剤などが発症・増悪因子となる．

3. 診断

- **臨床所見**：
  - ・境界明瞭な紅斑上に銀白色の鱗屑（鱗屑性紅斑）が特徴．
  - ・典型的な好発部位は頭皮，肘伸側，膝伸側，腰背部，仙骨部．
  - ・Auspitz現象（鱗屑を剥離すると点状出血）やKoebner現象（外傷部位に新たな病変出現）がみられる．
- **鑑別**：湿疹，白癬，扁平苔癬，脂漏性皮膚炎などとの鑑別が必要．
- **組織所見**：表皮突起延長，顆粒層の消失，Munro微小膿瘍（角層内の好中球集簇）などがみられる．

4. 治療

- **外用療法**：
  - ・ステロイド外用薬，活性型ビタミンD_3外用薬を基本軸とする．
  - ・最近は外用タクロリムスやカルシポトリオール・ベタメタゾン合剤が広く用いられている．
- **内服療法**：
  - ・シクロスポリン，メトトレキサート，アプレミラスト（PDE4阻害薬），レチノイド（エトレチナート）など．
- **生物学的製剤**：
  - ・TNF-α阻害薬（インフリキシマブ，エタネルセプト，アダリムマブなど），
  - ・IL-12/23阻害薬（ウステキヌマブ），IL-17阻害薬（セクキヌマブ，イキセキズマブ），

- ・IL-23阻害薬(グセルクマブ, リサンキズマブ)などが, 重症例や外用・内服抵抗例に有効.
- **紫外線療法(フォトセラピー):**
  - ・ナローバンドUVB, PUVA療法などが中等度以上の乾癬に有用.
- **生活指導:**
  - ・肥満・メタボリックシンドロームと関連することがあり, 生活習慣改善(適正体重維持, 禁煙, 節酒, ストレスコントロール)も治療の一部.

まとめ

尋常性乾癬は, 遺伝的素因と環境因子が免疫機序を介して表皮角化異常をきたす慢性炎症性皮膚疾患である. 診断は特徴的な鱗屑性紅斑と好発部位, 組織像に基づく. 治療は外用ステロイドやビタミンD_3, 内服薬, 生物学的製剤, 紫外線療法など多岐にわたり, 患者の重症度や全身状態, 生活環境に応じた総合的な治療戦略が求められる.

プロンプトのアレンジのコツ

- 包括的なまとめを「比較表に整理」「年齢別に要点を提示」などのフォーマット変更で発展させたり, 「エビデンスの強弱」「最新知見」「文化的背景」などの補足要素を付け加えて新たな切り口を作ろう.

効果的な活用のためのポイント

- 🍥 得られた回答をもとに, 自分なりのノートに要点をまとめ直して理解を定着させる.
- ✤ 実際の症例検討の際に, 基本的な知識を頭に入れておくことで, 個別の患者へどのように応用するか考えやすくなる.
- ❌ 疫学や治療は新たなエビデンスで変化し得るため, 定期的にガイドラインや最新論文を確認し, 得られた知識を更新することが望ましい.

疾患背景をまとめるのに有用なプロンプト　　83

関連プロンプト

130 [疾患名] の主要な合併症を 3 つ挙げ，それぞれの発生機序を説明してください.

131 [疾患名] のガイドライン改訂による診断・治療戦略の変化を 1 つ挙げ，その背景となるエビデンスを簡潔に示してください.

132 [疾患名] において，治療抵抗性が生じる要因を 1 つ挙げ，その原因解明や対策に役立つ追加検査・研究の方向性を提示してください.

第2章　学会発表で役立つプロンプト

疾患背景をまとめるのに有用なプロンプト

133 [治療法A]の作用機序,有効性,安全性についてまとめてください.

このプロンプトは,特定の治療法(薬物療法,手術手技,デバイス治療,リハビリテーションなど)に関する基礎的な情報を整理する際に有用です.治療法Aがどのような原理で病態を改善し,どの程度の有効性が期待でき,安全性・副作用プロファイルがどのようなものかを理解することで,臨床現場での導入判断や患者説明に役立ちます.

> SGLT2阻害薬の作用機序,有効性,安全性についてまとめてください.

ChatGPTの回答(抜粋)　　回答の精度 ★★★★★

- **作用機序**:
  SGLT2阻害薬は,腎臓の近位尿細管でのブドウ糖再吸収を抑制することで,尿中へのブドウ糖排泄を増やし,血糖値を低下させる.また,体重減少や血圧降下効果も認められ,心血管・腎保護効果に寄与する可能性が示唆されている.

- **有効性**:
  2型糖尿病患者において,HbA1c低下作用が確認されている.さらに,大規模臨床試験で心血管イベントリスク低減や慢性腎臓病進行抑制効果が報告されており,標準的な糖尿病治療薬に比べて包括的な臨床的恩恵をもたらし得ると考えられている.

- **安全性**:
  一般的に良好な安全性プロファイルを持つが,尿路感染症や性器感染症が増える可能性がある.また,脱水や低血糖,まれにケトアシドーシス(特にインスリン分泌低下例など)に注意が必

要，適正使用と定期的なモニタリングにより，リスクを最小限に抑えることができる．

プロンプトのアレンジのコツ

- 作用機序，有効性，安全性の三本柱を，他の治療法や新薬，診断技術にも当てはめ，同じ構造で幅広く応用しよう．また「比較対照（別の治療法）を加えて違いを示す」「エビデンスレベルを付与する」などで，新たな発展型プロンプトが作れる．

効果的な活用のためのポイント

- 得られた情報を患者背景（年齢，合併症，服薬状況）に合わせ，具体的な治療戦略や薬剤選択に生かすことで，より適切な個別治療が可能になる．
- 薬剤師や看護師など多職種チームにも作用機序・有効性・安全性を共有し，副作用の早期発見や効果的な患者指導を行う．
- 治療法は新たな研究結果で評価が変わり得るため，定期的にガイドラインや最新研究をフォローして情報をアップデートする．

関連プロンプト

134 [治療法A]が他の標準治療法と比較して優位性を示すエビデンスを1つ挙げ，その臨床的意義を説明してください．

135 [治療法A]の使用が困難または避けるべき患者群を1つ挙げ，その理由を簡潔に示してください．

136 [治療法A]の長期的影響や予後改善効果を評価するうえで重要となる指標を2つ挙げ，それぞれが何を示唆するか説明してください．

疾患背景をまとめるのに有用なプロンプト

[疾患名] に関する最新の臨床試験の結果を要約してください．

最近報告された臨床試験（無作為化比較試験，メタアナリシス，コホート研究など）の知見を簡潔に把握したいときに有用です．学会発表や論文で発表されたばかりのデータを確認することで，治療指針の見直しやガイドライン改訂時の参考にできます．

 じんま疹に関する最新の臨床試験の結果を要約してください．

 ChatGPT の回答　　　回答の精度　★★★☆☆

じんま疹（蕁麻疹）に関する最新の臨床試験結果を以下にまとめます：

1. **ビラスチンの慢性蕁麻疹に対する効果**
   慢性蕁麻疹患者を対象とした第Ⅱ/Ⅲ相試験では，ビラスチン 20 mg を 1 日 1 回 14 日間投与した結果，主要評価項目である総合症状スコア（TSS）の期間平均変化量がプラセボ群に比べ有意に減少しました．また，投与 1 日目から TSS の減少が認められ，生活の質（QOL）スコアも改善されました．

2. **オマリズマブ（ゾレア）の特発性慢性蕁麻疹に対する効果**
   ヒスタミン H_1 受容体拮抗薬で効果不十分な特発性の慢性蕁麻疹患者を対象とした第Ⅲ相国際共同試験（E2306 試験）では，オマリズマブ 300 mg を 4 週間隔で皮下投与した結果，12 週時点で週間そう痒スコアのベースラインからの変化量がプラセボ群に比べ有意に減少しました．また，UAS7（蕁麻疹活動スコア）が 0 を達成した患者の割合もオマリズマブ群で高く，安全性も良好でした．

> これらの試験結果は，じんま疹の新たな治療選択肢として期待されています．しかし，各薬剤の適応や使用にあたっては，最新のガイドラインや専門医の指導を受けることが重要です．

プロンプトのアレンジのコツ

- 「最新の臨床試験」を「特定地域での調査報告」「メタアナリシス」「特定患者集団に焦点を当てた研究」などに置き換えてみよう．また，「要約」だけでなく，「結果の臨床応用」や「研究手法の評価」を求めるなど，要求する切り口を変えることで，他分野にも応用できる．

効果的な活用のためのポイント

- 回答で示された情報をもとに，元となる論文，学会発表スライド，メタアナリシスなどの原典を確認し，データの正確性や詳細を補完する．
- 得られた試験結果を自分の診療環境や患者層に当てはめ，治療選択肢の検討や患者教育に活用する．
- 医学は常に進歩しているため，定期的にアップデートされた情報を収集し，新たな試験結果やガイドライン改訂にも敏感であることが重要である．

関連プロンプト

138 [疾患名]の新規治療薬に関する大規模臨床試験結果を1つ挙げ，その研究デザインと主要エンドポイントを説明してください．

139 [疾患名]の治療において，最近の臨床試験で陰性または中立的な結果が示された介入を1つ挙げ，その臨床的意義を検討してください．

140 [疾患名]に関する複数の試験結果が矛盾する場合，それらをどのように解釈し，臨床判断に反映させるかの考えかたを示してください．

疾患背景をまとめるのに有用なプロンプト

141 [疾患名]に関する主要なガイドラインを3つ挙げてください.

国内外に存在する,信頼性・知名度の高いガイドラインを把握したい場合に有用です.研修医・若手医師が基本的な指針を学習するときや,カンファレンスで症例検討を行う前に参照する資料を探したい場合,また最新情報にアップデートする際に役立ちます.

心不全に関する主要なガイドラインを3つ挙げてください.

 ChatGPTの回答(抜粋) 　　回答の精度 ★★★★☆

1. **欧州心臓病学会(ESC)による心不全ガイドライン**
   ESCはヨーロッパ全域で参照されるガイドラインを定期的に改訂し,心不全の診断・治療アルゴリズムを提示.最新エビデンスに基づき,薬物療法,デバイス治療,生活指導までカバーしている.

2. **米国心臓協会(AHA)/米国心臓病学会(ACC)による心不全ガイドライン**
   アメリカを中心に使用され,詳細な心不全のステージ分類,個別化治療戦略,最新薬物や介入手技に関する推奨などが示され,国際的にも大きな影響力がある.

3. **日本循環器学会(JCS)による心不全治療ガイドライン**
   日本独自のガイドラインで,国内患者特性や医療環境を考慮した推奨がまとめられている.海外ガイドラインと整合しつつ,日本人患者への適応可能性や医療制度への配慮が特徴.

プロンプトのアレンジのコツ

- 「ガイドライン」を「治療指針」「診断プロトコル」「健康政策提言」などに変えて,同じフォーマットで他の情報源や基準を提示させることができる.さらに「3つ挙げる」を「発行元や発行年ごとに比較する」に変えるなど,条件を追加して発展させよう.

効果的な活用のためのポイント

- 挙げられたガイドラインの公式ウェブサイトや学術雑誌で全文を参照し,具体的な診断基準や治療推奨グレードを確認する.
- 各ガイドライン間で微妙な推奨内容の違いがある場合,それらを比較することで,より柔軟で合理的な治療戦略を構築できる.
- ガイドラインは定期的に改訂されるため,最終更新年やバージョンを確認し,最新の推奨事項を追跡する習慣をつける.

関連プロンプト

142 [疾患名] に関する国際学会と国内学会のガイドラインの違いを1つ挙げ,その背景を説明してください.

143 [疾患名] において,ガイドラインが推奨する治療が近年のエビデンスで改訂された例を1つ挙げ,その変化の臨床的意義を示してください.

144 [疾患名] のガイドラインの課題点や今後の展望について,研究動向や社会情勢を踏まえて考察してください.

疾患背景をまとめるのに有用なプロンプト

145 [疾患名]の診断基準について，各項目を解説してください．

ある疾患を確定・除外するために用いられる診断基準（国際学会で定義された基準，WHO基準，各学会の診断フローチャートなど）を詳細に理解したい場合に有用です．研修医や学生が教科書的知識を整理するとき，カンファレンス前に症例の診断根拠を明確化したいとき，あるいは学会発表で自分が用いた診断基準の裏付けをとりたいときに役立ちます．各項目の背景や臨床的意義を解説することで，なぜその基準が設定されているのかも把握でき，実際の臨床判断に応用しやすくなります．

 アトピー性皮膚炎の診断基準について，各項目を解説してください．

 ChatGPTの回答　　回答の精度 ★★★★★

アトピー性皮膚炎（AD）の診断基準について，一般的に使用される「日本皮膚科学会アトピー性皮膚炎診療ガイドライン（2021年改訂版）」を参考に，各項目を詳しく解説します：

1. 痒み
- **解説**：アトピー性皮膚炎の診断には，必ず「痒み」の存在が必要です．患者は特に夜間に掻いてしまうことが多く，これが生活の質（QOL）に大きな影響を与えます．
- **ポイント**：痒みの程度は患者の主観によりますが，生活に支障をきたすレベルの痒みが継続しているかを確認します．

2. 皮疹の特徴
- **解説**：アトピー性皮膚炎の皮疹は特定の特徴を持っています．
- **急性期**：紅斑，丘疹，水疱などの湿疹症状がみられる．

- **慢性期**：皮膚が肥厚し，苔癬化（皮膚が硬くなり，溝が深くなる状態）が目立つ．
- **分布部位**：年齢によって好発部位が異なります．
- **乳幼児期**：顔，頭部，四肢伸側．
- **小児期以降**：肘や膝の屈側，首，眼瞼，口周囲．
- **ポイント**：典型的な皮疹の形状や分布を評価し，非特異的な皮疹（例：単なる湿疹や乾癬との区別）を排除することが重要です．

3. 慢性・再発性経過

- **解説**：アトピー性皮膚炎は慢性的で，症状が一時的に改善しても再発しやすい病気です．数カ月以上の症状の継続や繰り返しの発症が診断のポイントとなります．
- **ポイント**：症状が季節や環境の変化により増悪・軽快を繰り返しているかを確認します．

4. 家族歴または患者のアトピー素因

- **解説**：患者自身や家族にアトピー素因（アレルギー性鼻炎，喘息，アトピー性皮膚炎など）がある場合，診断の参考になります．
- **ポイント**：遺伝的な影響が示唆されているため，家族歴の確認は重要です．ただし，必須条件ではありません．

補助診断基準

補助的に参考とされる検査や情報：

1. IgE 抗体の上昇：

- 血清中の IgE 値が高値を示すことが多いが，診断に必須ではありません．

2. アレルゲン特異的 IgE：

- 食物やダニ，花粉などの特異的 IgE が陽性になることが多いです．

3. 皮膚バリア機能の低下：

- 皮膚の乾燥やバリア障害（例：フィラグリン遺伝子の変異）が診断の手がかりになります．

アトピー性皮膚炎と鑑別が必要な疾患

アトピー性皮膚炎の診断は除外診断でもあります．他の疾患との鑑別が重要です．

- 接触皮膚炎
- 脂漏性皮膚炎
- 乾癬
- 小児湿疹（乳児湿疹）

まとめ

アトピー性皮膚炎の診断は，以下の3つの主症状（痒み，皮疹の特徴，慢性・再発性経過）を満たすことが基本です．さらに，家族歴やアトピー素因，補助的検査結果を参考にして，総合的に診断します．必要に応じて他疾患との鑑別診断を行い，確定診断を導きます．

不明点や特定の項目についてさらに詳細が必要であれば，教えてください！

プロンプトのアレンジのコツ

- 「診断基準」を「治療アルゴリズム」や「重症度評価スケール」などに変え，各項目を解説する形式は他の評価基準やチェックリストにも応用可能．さらに，「各項目の臨床的意義」や「エビデンスレベル」を加えるなど，説明の深度を変えることもできる．

効果的な活用のためのポイント

- 診断基準を暗記するだけでなく，各項目がどのような病態メカニズムや臨床的意味を持つかを考えることで，実際の臨床判断に役立てる．
- 症例ベースで復習：実際の患者症例に当てはめて応用する．たとえば，「この患者は慢性かつ反復性の湿疹が肘窩に現れ，強い痒みを伴うため，アトピー性皮膚炎が疑われる」といったように，実際の症例をベースに診断基準を検証することで理解を深める．
- 他の疾患の診断基準との比較：アトピー性皮膚炎と似た症状を示す疾患には，接触皮膚炎，脂漏性皮膚炎，疥癬などがある．

疾患背景をまとめるのに有用なプロンプト　93

これらの診断基準や臨床特徴を比較検討し，相違点を把握することで，総合的な診療力を向上させる．

関連プロンプト

146 [疾患名] の診断基準が，近年の研究結果を踏まえて変更・改訂された背景と臨床的意義を説明してください．

147 [疾患名] の診断基準に加え，重症度分類に用いられる評価項目を 2 つ挙げてください．

148 [疾患名] における国際的な診断基準と国内学会による診断基準を比較し，相違点と臨床応用時の留意点を説明してください．

疾患背景をまとめるのに有用なプロンプト

149 [疾患名]の遺伝的背景について説明してください.

特定の疾患における遺伝因子の関与や遺伝子変異, 家族性発症のメカニズムを理解したいときに有用です. 遺伝的背景は, 疾患の発症リスク, 病態メカニズム, 個別化医療(プレシジョンメディシン)への応用に直結します.

 家族性高コレステロール血症(FH)の遺伝的背景について説明してください.

 ChatGPT の回答(抜粋)　　　回答の精度 ★★★★☆

- **遺伝形式:**
  FH は主に常染色体優性遺伝を示し, LDL 受容体遺伝子(LDLR), アポ B 遺伝子, PCSK9 遺伝子などの変異が関与する. 1 つの変異アレルを持つヘテロ接合体患者は有病率が比較的高く, 症状は成人期に顕在化することが多い. 一方, 両方のアレルに変異を持つホモ接合体患者はまれだが, 重症で早期発症する.

- **病態メカニズム:**
  LDLR や関連タンパク質の機能低下により, LDL コレステロールが血中から十分に除去されず, 高 LDL 血症を引き起こす. これが動脈硬化を促進し, 若年での冠動脈疾患リスクを高める.

- **多因子性との関連:**
  遺伝子変異が明確な FH は単一遺伝子疾患(モノジェニック疾患)として理解されやすいが, LDL 値や疾患発症時期, 重症度には食事, 運動, 喫煙などの環境要因も影響する. このような遺伝因子と環境因子の相互作用が, 実際の表現型バリエーションを生む.

- **臨床的意義：**
  FH患者を同定し，家族スクリーニングや早期治療介入（スタチンやPCSK9阻害薬など）を行うことで，心血管イベントリスクを大幅に減らせる．遺伝子検査を用いて原因変異を特定することで，正確なリスク評価や家族へのカウンセリングが可能になる．

プロンプトのアレンジのコツ

- 「遺伝的背景」を「病態生理的機序」「環境的リスク因子」「社会的要因」など別の背景要因に差し替えてみよう．同じ説明スタイルで，異なる病因論的視点を扱えるプロンプトへ発展できる．

効果的な活用のためのポイント

- 回答後に教科書や専門レビュー記事を参照することで，詳細な遺伝子座や変異スペクトラム，各変異の頻度，予後への影響など，さらに深い知見を得ることができる．
- 実際の患者例に当てはめて，遺伝子異常がどのように臨床像に反映されるか考えると，知識を現場で生かしやすくなる．
- 遺伝子検査や家族調査を行う際，得られた情報をもとに生活指導や薬物治療を最適化し，予防的・個別化医療を実践できるようになる．

関連プロンプト

150 [疾患名]における複数の遺伝子変異が発見されている場合，代表的な変異を1つ挙げ，その機能的な影響を説明してください．

151 [疾患名]で家族性発症を示唆する臨床的特徴を2つ挙げ，それらが遺伝的背景の検索に役立つ理由を示してください．

152 [疾患名]の遺伝的背景研究から得られた知見が，治療薬開発や予防戦略にどのように結びついているか，一例を挙げて説明してください．

疾患背景をまとめるのに有用なプロンプト

153 [疾患名] の環境要因について説明してください.

このプロンプトは，ある疾患の発症・増悪に関わる生活習慣，食事，職業的曝露，地域的特徴，大気汚染や気候といった非遺伝的な環境因子を理解したいときに有用です．環境要因は予防医学や公衆衛生の観点から重要ですし，患者指導や健康教育，研究デザインにおいても欠かせない要素です．学会発表や論文執筆で背景知識を整理するために，また臨床現場で患者へ生活改善指導を行う際の参考として活用できます．

2型糖尿病の環境要因について説明してください．

ChatGPT の回答（抜粋）　回答の精度 ★★★★☆

- **食習慣：**
  高カロリー，高脂肪，高糖質な食生活はインスリン抵抗性を高め，2型糖尿病発症リスクを上昇させる．加工食品や糖分過多の飲料摂取は特に問題とされる．

- **運動不足：**
  デスクワークや車社会など身体活動量の減少は，消費エネルギーの不足を招き，肥満やインスリン抵抗性を助長する．

- **都市化・生活習慣の変化：**
  都市部への人口集中に伴い，伝統的食習慣から西洋型食習慣への移行や便利な交通手段の普及により，カロリー過剰摂取・活動量低下が進む．

- **ストレスと睡眠不足：**
  慢性的な心理的ストレスや不十分な睡眠はホルモンバランスを乱し，インスリン抵抗性強化や食欲亢進につながる可能性がある．

- **社会経済的要因：**
  経済的に恵まれない地域では安価で高カロリーな食品が入手しやすい一方，ヘルシーな食材や運動設備へのアクセスが限られ，結果として2型糖尿病リスクが高まる場合がある．

プロンプトのアレンジのコツ

- 「環境要因」を「職業上のリスク因子」「生活習慣要素」「地域特性」へと変更すれば，類似の形式でさまざまな疫学的・環境的条件を問いかけることが可能．さらに「説明してください」を「優先度順に整理」「予防策と関連付け」など別の指示に広げられる．

効果的な活用のためのポイント

- 得られた環境要因の知識をもとに，食事指導，運動習慣の確立，ストレスマネジメントなどのライフスタイル改善策を患者や一般市民に提示できる．
- 都市部や農村部，先進国や開発途上国など，地域や文化によって環境要因は異なり得るため，対象集団に合わせて指導内容を調整する．
- 環境要因を理解することで，公衆衛生上の介入（健康増進プログラム，食品業界規制，都市計画）に関する政策立案や提言を行う際の根拠となる．

関連プロンプト

154 [疾患名] において，特定の環境汚染物質が疾患発症リスクを高める例を1つ挙げ，そのメカニズムと疫学的裏付けを示してください．

155 [疾患名] の予防策を立てる際，環境要因をどのように考慮すべきか，具体的な介入方法を挙げて説明してください．

156 [疾患名] に対する環境要因の影響が時代とともに変化している例を1つ挙げ，その背景と今後の展望を考察してください．

疾患背景をまとめるのに有用なプロンプト

157 [疾患名]の予防策について,エビデンスをもとに説明してください.

ガイドラインや大規模コホート研究,メタアナリシスから得られるエビデンスを整理する際,また臨床現場で患者へ予防的な生活習慣改善を指導する際に役立ちます.学会発表や論文作成時に,エビデンスレベルの高い情報を簡潔にまとめる際にも使えます.

 心血管疾患(CVD)の予防策について,エビデンスをもとに説明してください.

 ChatGPTの回答(抜粋)　　回答の精度 ★★★★☆

- **食生活改善:**
  高品質なエビデンス(メタアナリシスやランダム化比較試験:RCT)では,果物・野菜・全粒穀物・魚類を多く含む地中海食パターンやDASH食が,心血管イベントのリスク低下と関連することが示されている.

- **運動習慣の確立:**
  大規模な前向きコホート研究やRCTでは,中等度の有酸素運動(ウォーキング,ジョギング,サイクリングなど)を週150分以上行うことで,高血圧,冠動脈疾患,脳卒中リスクが有意

〜〜〜〜〜〜〜〜〜〜〜〜〜〜〜〜〜〜〜〜〜〜〜〜〜〜〜〜〜〜〜〜

- **血圧・脂質管理:**
  高血圧や高LDLコレステロールの改善が心血管イベントを有意に減少させることは,長年にわたる大規模RCT(たとえばALLHAT,4S試験など)で示されており,スタチンやACE阻害薬,ARBなどの薬物療法の有用性が確立されている.

- **体重管理：**
  肥満や過体重がCVDリスク上昇と関連することは多数の観察研究で示され，生活指導や薬物療法，まれには外科的治療による減量で心血管リスクを低下させる可能性がRCTで報告されている．

プロンプトのアレンジのコツ

- 「予防策」を「介入方法」「早期発見手法」などに切り替えたり，「エビデンスをもとに」を「国際的な比較」や「コスト効果の観点から」など別の基準に変更したりすることで，多面的な情報提示を行うプロンプトへと展開できる．

効果的な活用のためのポイント

- 得られた要約情報を，ガイドラインや主要学術誌(Circulation, JAMA, NEJMなど)の原典で確認し，より詳細なエビデンスレベルや研究デザインを把握する．
- エビデンスは集団ベースだが，患者個々のリスク要因や嗜好，社会的背景を考慮して，予防策をカスタマイズすることで実臨床での適用性が高まる．
- 予防策導入後も，患者の臨床指標(血圧，LDL値，喫煙状況，体重変動)を定期的にフォローし，必要に応じて介入方法を修正して最適なアウトカムを目指す．

関連プロンプト

158 [疾患名]に対する特定の予防策のエビデンスが十分でない場合，その不確実性を考慮したうえでの臨床判断方法を示してください．

159 [疾患名]予防に関する最新の大規模無作為化比較試験の結果を1つ挙げ，その臨床的意義を簡潔にまとめてください．

160 [疾患名]予防に関するガイドラインで，推奨度が高いが実行困難な対策を1つ挙げ，現場での実現性向上に役立つ工夫を示してください．

考察作成に役立つプロンプト

161 [添付論文]の研究結果から導き出せる結論は何ですか？

ある研究論文や症例報告の結果部分を提示したうえで，その内容から合理的に導き出される結論を整理したい場合に有用です．研修医や学生が文献読解スキルを磨く際にも役立ちます．研究結果と結論を明確に紐づけることで，文献批判的読解（クリティカルリーディング）の訓練につながり，論文発表やディスカッションの場で説得力のある発言が可能となります．さらに，実臨床で新たな治療や診断法を検討する際，エビデンスを簡潔に要約し，実践への応用性を考える基礎として活用できます．

 （論文や文章をアップロード）この研究結果から導き出せる結論は何ですか？

 ChatGPT の回答（抜粋） 回答の精度 ★★★★☆

- **提示された研究結果：**
  - X 薬剤を使用した群はプラセボ群に比べて，主要評価項目である A 指標を有意に改善（$p<0.05$）
  - 有害事象発生率は両群間で有意差なし
  - サブグループ解析では，高リスク群で X 薬剤がさらに効果的な傾向
- **ChatGPT による導き出せる結論の例：**
  「この研究結果から，X 薬剤は対象疾患の A 指標改善に有効であり，プラセボに比べて有害事象増加を伴わない安全性が示唆される．また，高リスク群において特に効果的である可能性があるため，特定の患者層では X 薬剤の優先的使用が検討できる．」

プロンプトのアレンジのコツ

- 「結論」を「臨床的インパクト」「政策的示唆」「他分野への応用可能性」に変更すれば，同じ研究結果を異なる着眼点から評価できる．論文というソースを「レビュー記事」「システマティックレビュー」などの別の資料に変えても使える．

効果的な活用のためのポイント

- 回答を得た後，元の研究論文を再確認して，結論が研究者のディスカッションや考察部分と整合しているかを確かめる．
- 研究デザインやバイアス，エビデンスレベルを考慮し，得られた結論の妥当性を吟味することで，より確かな臨床判断につなげる．
- 得られた結論を実臨床や今後の研究計画にどう反映できるか検討し，エビデンスを活用する意思決定能力を高める．

関連プロンプト

162 [添付論文]の研究結果が元の仮説を支持するか，それとも反証するかを説明してください．

163 [添付論文]の研究結果を踏まえて，今後どのような追加研究が必要と考えられますか？

164 [添付論文]の研究結果から，臨床応用に際して注意すべき点を2つ挙げてください．

考察作成に役立つプロンプト

165 [添付論文] の研究の限界点を3つ挙げてください.

研究論文や症例報告を批判的に読解し，その研究デザイン上の問題点や一般化可能性の制約，バイアスなどを整理するために用います．医学研究や臨床研究では，結果を過信せず，適用範囲や手法上の制限を把握することが重要です．研修医・学生が文献批判のスキルを身につける際，カンファレンスやジャーナルクラブで論文をディスカッションするとき，あるいは自身が執筆する論文で他研究を比較検討する際にも役立ちます．

> この研究の方法と結果が記載された添付論文を参照してください．この研究の限界点を3つ挙げてください．

ChatGPT の回答（抜粋） 　　回答の精度 ★★★☆☆

- **限界点1：サンプルサイズの不足**
  研究対象者数が十分でない場合，統計的パワーが低下し，偶然の影響を受けやすくなる．結果として，真の効果が正しく検出できない可能性が高まる．
- **限界点2：バイアスや交絡因子の存在**
  ランダム化が不完全，盲検化が行われていない，あるいは交絡因子（年齢，性別，併存疾患など）のコントロールが不十分な場合，因果関係を正確に評価できない．
- **限界点3：対象集団の代表性の欠如**
  研究参加者が特定の地域や人種，特定の臨床条件を持つ患者群に偏っている場合，その研究結果は一般集団や異なる集団へ外挿（一般化）しにくくなる．

プロンプトのアレンジのコツ

- 「限界点」を「強み」「追加研究の必要性」「一般化可能性」などに変えると,同様の構造で他の学術資料分析や評価にも適用できる.さらに「3つ挙げる」を「重要度順に並べる」など細かな指示に変更することも可能.

効果的な活用のためのポイント

- 指摘した限界点が実際の文章内容と合致しているか,原典(添付論文)を再確認し,客観的エビデンスで裏付ける.
- 限界点を踏まえて,研究結果を自分の患者群や診療環境に当てはめる際,慎重な判断が必要になる.
- 発見された限界点は,今後の研究計画(より大規模な試験,厳密なランダム化・盲検化,異なる集団での再現研究)に役立てられ,結果,科学的知見の発展に貢献できる.

関連プロンプト

166 [添付論文]の研究において,限界点が結果解釈に与える影響を1つ示し,その理由を説明してください.

167 [添付論文]の研究限界を補うための追加研究デザインを1つ提案し,そのメリットを示してください.

168 [添付論文]の研究結果を臨床応用する際,限界点を考慮してどのような注意が必要か,2つ挙げて説明してください.

考察作成に役立つプロンプト

169

[添付論文]の研究結果を踏まえて,今後の研究の方向性を提案してください.

このプロンプトは,新たな研究課題や改良すべき点を見出したい場合に有用です.論文読解やカンファレンス,ジャーナルクラブで,既存エビデンスをどう発展させるか考える際に活用できます.研究者や研修医,大学院生などが,次のステップとなる研究デザインや追加検証項目を整理することで,学術的発展や臨床応用へとつなげる思考プロセスを訓練できます.

 (論文をアップロード)この研究結果に基づいて,次にどのような研究を行うべきか提案してください.

 ChatGPTの回答(抜粋)　　回答の精度 ★★★★☆

- **さらなる大規模試験の実施:**
  本研究が小規模または単施設で行われた場合,より多様な集団を対象とした多施設・国際共同研究を実施し,結果の一般化可能性を高める.
- **長期フォローアップによる予後評価:**
  現時点の研究が短期的アウトカムに焦点を当てているなら,長期的な有効性や安全性評価,さらには生存率やQOLへの影響を追跡するコホート研究や前向き観察研究を計画する.
- **メカニズム解明研究:**
  効果の背景となる生物学的・病態生理学的メカニズムが不明な場合,基礎研究(細胞・動物モデル)やバイオマーカー解析を通じて作用機序を明らかにすることで,新規治療標的や個別化医療への足がかりを得る.

- **サブグループ解析の拡充**:
  一部患者層で効果が顕著と示唆される場合,特定の年齢層・病期・合併症の有無に応じたサブグループ解析を拡充し,個別化治療戦略を開発する.

プロンプトのアレンジのコツ

- 「今後の研究の方向性」を「臨床実装への次のステップ」「他分野への技術移転」など別の発展方向に変更して,さまざまな応用シナリオを提示できる.同様の手法で,「別の文献やデータを踏まえて」など情報源を切り替えても効果的.

効果的な活用のためのポイント

- 回答で提案された方向性を参照し,研究計画書作成や倫理審査申請時に具体化することで,より実践的な次段階研究に進める.
- メカニズム解明には基礎科学者との連携,国際共同研究には海外研究機関とのネットワーキングが必要になる.これらの方向性を機に,新たな研究連携体制を構築する.
- 新たな研究結果や技術進歩に応じて,提案された方向性を見直し,より適切な研究課題へと軌道修正する柔軟性を持つ.

関連プロンプト

170 [添付論文]の研究結果から,新規治療ターゲットが示唆される場合,その実用化に向けて考慮すべき研究課題を1つ挙げて説明してください.

171 [添付論文]の研究結果が十分なエビデンスを提供できていない場合,メタアナリシスやシステマティックレビューによる総合評価が有効な理由を示してください.

172 [添付論文]の研究結果をもとに,異なる患者集団や疾病ステージでの効果検証が必要である場合,その研究デザインを簡潔に提案してください.

考察作成に役立つプロンプト

173 [添付論文] の研究結果と先行研究との比較を行い，考察してください．

このプロンプトは，ある研究の結果を同じ領域の文献やガイドライン，過去の大規模試験と対比することで，その研究が臨床・学術的に何を新たにもたらしたのかを明確にする際に有用です．文献レビューやジャーナルクラブ，学会発表の準備段階で行う「先行研究との比較考察」は，新規性や独自性を評価し，研究成果の位置づけを理解するうえで欠かせません．また，既存知見との整合性，矛盾点，追加的課題を洗い出すことで，今後の研究戦略や臨床応用の方向性も見えてきます．

[添付論文] の研究結果を，過去に報告された 2 つの主要研究と比較し，その臨床的意味を考察してください．

 ChatGPT の回答（抜粋） 　　回答の精度 ★★★★☆

- **先行研究 A との比較：**
  先行研究 A は類似した患者集団を対象とし，同種の介入を評価しているが，結果は今回の研究とは対照的に有意な効果が認められなかった．考えられる理由として，先行研究 A ではサンプルサイズが小さく，特定の交絡因子が十分にコントロールされていなかった可能性がある．

- **先行研究 B との比較：**
  先行研究 B は多施設共同試験で，似た介入で類似の有効性を示しており，今回の結果と整合性が高い．これにより，別の集団や環境でも同様の効果が期待できることを示唆し，一般化可能性が補強される．

- **考察**：
  以上の比較から，今回の研究結果は先行研究Aが示せなかった効果を明確化し，先行研究Bが示した有効性と一致する点で，研究領域のコンセンサス形成に一歩近づいたと評価できる．これにより，臨床現場での介入導入を検討する際，強固な根拠が得られたことになる．一方で，患者背景や地域特性，追跡期間の差など依然として考慮すべき要素があり，さらなる研究が必要である．

プロンプトのアレンジのコツ

- 「比較」を「統合」「相違点の明確化」「タイムラインに沿った進化の分析」など，比較以外の観点に変更し，異なる解析手法を訓練できるプロンプトに発展できる．元の論文以外にも「学会発表」「報告書」へと広げられる．

効果的な活用のためのポイント

- 本プロンプトを使用した回答後，実際の先行研究論文・レビュー記事を読み直し，比較考察が正確かつ網羅的かを確認する．
- 比較考察を単なる相違点や類似点の列挙にとどめず，臨床応用や政策決定への示唆を明確にすることで，有益な学術的メッセージを抽出できる．
- 新たな先行研究が公表された場合，比較考察は随時更新が必要であり，常に最新のエビデンスを反映して客観的な理解を深める．

関連プロンプト

174 [添付論文A]の研究結果が，[添付論文B]と矛盾する原因と考えられる要素を2つ挙げて説明してください．

175 [添付論文]の研究結果と先行研究を統合した総合的な知見を示し，その実臨床上の意義を簡潔にまとめてください．

176 [添付論文A]の研究結果が上位エビデンス(たとえばメタアナリシスやシステマティックレビュー)の[添付論文B]と食い違う場合，どのような追加検証が必要か提案してください．

考察作成に役立つプロンプト

177 [添付論文]の研究で使用した統計手法の妥当性について検討してください.

このプロンプトは，研究論文における統計解析手法の適切性や信頼性を評価したい場合に有用です．医学研究では，統計手法の選択が結果の解釈と結論の妥当性に大きく影響します．研修医，若手研究者，医学生が論文批判（critical appraisal）を行う場面や，カンファレンスやジャーナルクラブで研究内容を評価する際に役立ちます．また，自身が研究計画を立てるときや，査読者として他者の論文を精査する際の指針にもなります．

添付した論文で用いられた統計解析手法について，その妥当性や問題点を指摘してください．

ChatGPT の回答（抜粋） 　回答の精度 ★★★★★

- **検討ポイント1：研究デザインとの整合性**
  研究がランダム化比較試験であれば，群間比較にはt検定や分散分析などの適切な手法が用いられているか，交絡因子が想定される場合は多変量解析（多重回帰モデルや共分散分析）を用いているかを確認する．
- **検討ポイント2：サンプルサイズと統計的検出力**
  統計手法が妥当であっても，サンプルサイズ不足であれば検出力が低下し，偽陰性リスクが高まる．統計手法選択時にパワー解析が行われ，十分な被験者数が確保されていたかを評価する．
- **検討ポイント3：前提条件の確認**
  正規性や等分散性を仮定する手法（例：分散分析，t検定）を用いている場合，その前提条件の検証が行われているか，非正規分布ならノンパラメトリック手法が検討されたかを確認する．

● 検討ポイント4：多重比較補正や交絡因子制御
複数項目の比較が行われている場合，Bonferroni補正やFDR（False Discovery Rate）などの補正手法が導入されているか，交絡因子の影響を排除するために多変量解析モデルが適切に用いられているかを検討する．

プロンプトのアレンジのコツ

- 「統計手法の妥当性」を「サンプルサイズの十分性」「バイアス対策の適切性」「フォローアップ期間の適正性」など別の研究品質評価項目に置き換えることで，研究方法論全般を評価するプロンプトが作れる．

効果的な活用のためのポイント

- 回答内容を参考に，実際に用いられた統計手法が研究デザインやデータ特性に適合するか，元の研究文書で明示されている統計モデルやパラメータ推定方法と照合する．
- 上記の観点を共有し，参加者同士で議論することで，統計解析手法に対する理解や批判的思考力が向上する．
- 他者の研究から学んだ統計的配慮を，自分の研究デザイン・解析計画にフィードバックして，より質の高い研究を目指す．

関連プロンプト

178 [添付論文]の研究で用いられた統計手法に対し，代替となり得る統計モデルや解析方法を1つ挙げ，その利点を説明してください．

179 [添付論文]の研究結果解釈において，選択された統計手法がバイアスを増大させる可能性がある場合，どのような対策が考えられるか示してください．

180 [添付論文]の研究手法を改善するために，今後の研究デザインにおいて考慮すべき統計的要素を3つ挙げ，それぞれの意義を説明してください．

考察作成に役立つプロンプト

181 [添付論文] の研究結果のバイアスについて考察してください.

このプロンプトは，研究結果に潜むバイアス(偏り)の種類や発生要因，結果への影響を明らかにするために有用です．バイアスの認識は，研究結果を臨床応用する際の判断材料となり，結果の過剰評価や誤った解釈を避けることにつながります．研修医や医学生が文献批判スキルを養う場面，ジャーナルクラブやカンファレンスで論文の質を評価する際，あるいは自身が研究計画を立てる際の注意点の整理にも役立ちます．

添付した研究結果に，どのようなバイアスが存在する可能性があり，それが結果解釈にどう影響するか考察してください．

ChatGPT の回答(抜粋)　　回答の精度 ★★★★★

- **選択バイアス:**
 研究参加者の募集方法が特定の集団に偏っていた場合，結果は一般集団に外挿しにくくなる．これにより，研究で得られた効果や関連性は対象集団特有のものであり，他の集団での再現性が疑問視される．

- **情報バイアス(測定バイアス):**
 評価項目やアウトカム測定が，観察者や患者の認知的不正確さによって歪められている場合，真の効果が過小または過大評価される可能性がある．盲検化不足や，質問票の設計不備が情報バイアスを増大させる．

- **交絡バイアス:**
 介入とアウトカムの間に存在する別の因子(年齢，性別，併存疾患など)が十分にコントロールされていない場合，真の因果

関係とは異なる見かけの関連が生じる．多変量解析や適切なマッチングが不十分であれば，このバイアスが残存する．

プロンプトのアレンジのコツ

- 「バイアス考察」を「外的妥当性への影響」「特定集団への一般化可能性」など他の研究上の問題点の評価に切り替え，同様の形式でさまざまな研究の質に関する判断シナリオを生成することができる．

効果的な活用のためのポイント

- 回答で示されたバイアスの種類が，実際の研究手法や解析手順，集団選択の説明部分と整合性があるか，添付論文を熟読して確認する．
- 発見されたバイアスを低減するには，将来の研究でどのような設計変更（ランダム化，盲検化，交絡因子の測定・調整）が必要かを考えることで，より高品質な研究計画立案につなげる．
- バイアスが大きい場合，研究結果をそのまま自分の診療現場に当てはめると誤った判断につながる可能性があるため，結果の解釈には慎重を期すことが求められる．

関連プロンプト

182 [添付論文] の研究で特に影響が大きいと考えられるバイアスを1つ特定してください．

183 [添付論文A] の研究結果を [添付論文B] と比較し，バイアスの有無や程度が結果の整合性にどのような影響を及ぼすか考察してください．

184 [添付論文] の研究に対して，今後バイアスを軽減するための研究デザイン改善案を1つ提案してください．

考察作成に役立つプロンプト

185 [データ]から,どのような解釈が可能ですか？考えられる解釈を3つ挙げてください.

アップロードしたデータ(数値,グラフ,表,図など)について複数の可能性を検討し,思考を柔軟に広げる練習に有用です.臨床現場で検査結果を読解するとき,論文中の統計データを解釈するとき,あるいはカンファレンスで症例に関する多様な見かたを示す際などに役立ちます.データを一面的に見るのではなく,多面的な解釈を提示することでバイアス軽減や的確な診断推論へつなげることができます.

 この血清マーカー値の上昇データ[データ]から考えられる解釈を3つ挙げてください.

ChatGPTの回答(抜粋)　回答の精度 ★★★★★

1. **特定疾患の活動性上昇を示唆：**
   たとえば,炎症性マーカー(CRP,ESRなど)の上昇は,患者が活動期の炎症性疾患(関節リウマチ,炎症性腸疾患など)にある可能性を示す.

2. **二次的要因による一過性変動：**
   マーカー上昇が一時的な感染,軽微な外傷,ストレス反応,薬剤影響など,恒常的な病態変化ではない,可逆的な環境要因によるものである場合がある.

3. **診断確定には追加情報が必要であることを示す：**
   マーカー上昇だけで特定の疾患を決め打ちできない場合,画像検査,他のバイオマーカー測定,病歴・身体所見などを組み合わせて初めて確固たる解釈が可能となり,データは「さらなる精査のきっかけ」を提供していると解釈できる.

プロンプトのアレンジのコツ

- 「解釈」を「臨床的意味」「政策提言」「追加検証が必要な仮説」などに変え、データ分析の多様な活用方法を示すプロンプトへ展開できる。さらに、データ以外に「図」「グラフ」など特定の形式を対象にしてもよいだろう。

効果的な活用のためのポイント

- 得られたデータを他の所見や検査結果と組み合わせ、単なる可能性からより確度の高い解釈へと発展させる。
- カンファレンスや勉強会で、このプロンプトを使って多数の解釈案を出し合い、最も合理的なものを精査することで、診断推論能力を強化する。
- 数値データ、画像所見、疫学的指標など、データの種類に合わせて解釈方針が異なることを学び、汎用的な解釈フレームワークを身につける。

関連プロンプト

186 得られたデータ［データ］が矛盾する複数の解釈を生む場合、矛盾を解消するために必要な追加情報を2つ挙げてください。

187 得られたデータ［データ］に関して、一見類似した解釈が複数存在する場合、それらを区別する決め手となる所見や検査を1つ挙げ、その理由を説明してください。

188 得られたデータ［データ］が診断的意義だけでなく、治療方針や予後判定にも利用できる可能性がある場合、その応用例を1つ示してください。

考察作成に役立つプロンプト

189 [添付論文]の研究における交絡因子について考察し,その影響を最小限にする方法を提案してください.

研究結果の解釈を妨げる可能性がある交絡因子を特定し,その対処法を検討したい場合に有用です.文献批判やジャーナルクラブで,研究デザインの質を評価する際,または自ら研究計画を立てる際に,交絡因子のマネジメントは不可欠です.交絡因子を理解・コントロールすることで,研究結果の信頼性を高めることができます.

 この論文で考えられる交絡因子と,それらを最小限にするための方法を提案してください.

 ChatGPTの回答(抜粋) 　　　　　回答の精度 ★★★★★

- **交絡因子の考察例:**
  対象患者群が特定の年齢層や性別に偏っていた場合,年齢や性差が疾患アウトカムに影響する可能性がある.さらに,生活習慣(喫煙,飲酒,食事,運動量),社会経済的地位,併存症(高血圧,糖尿病など)もアウトカムに寄与する可能性がある.
- **影響を最小限にする方法:**
  1. ランダム化:
     無作為割り付けにより,交絡因子が介入群と対照群に均等に分布することを期待し,因果関係の推定精度を高める.
  2. 多変量解析:
     回帰モデル(ロジスティック回帰,Cox回帰など)を用いて,交絡因子を統計的に調整し,真の介入効果や関連性を評価する.

3. 層別解析・マッチング：
年齢層や性別，併存疾患などで患者を層別し，同様の背景を持つ群同士で比較する，もしくは傾向スコアマッチングを利用し，交絡を軽減する．

プロンプトのアレンジのコツ

- 「交絡因子」を「情報バイアス」「選択バイアス」「測定誤差」など他の研究上の問題に変え，「最小限にする方法」を「追加分析」「補正手法」「サンプリング設計改善」などに置き換えて，研究手法の改善策を問いかけるプロンプトにしてみよう．

効果的な活用のためのポイント

- 提示された研究報告に記載されている対象集団や測定項目を確認し，具体的な交絡因子（例：年齢，BMI，既往歴など）を特定し，それに応じた対処法を検討する．
- これらの提案を自身の研究デザインに取り込み，交絡因子評価のために必要なデータ収集や統計解析計画をあらかじめ立てることで，より信頼性の高い結果を得ることができる．
- 交絡因子が十分に調整されていない研究から得られた結論をそのまま臨床現場に適用すると，誤った判断につながる可能性があるため，結果解釈に慎重を期す．

関連プロンプト

190 [添付論文]の研究で特に重要な交絡因子を1つ選び，その交絡因子が結論に及ぼす具体的影響を説明してください．

191 [添付論文]の研究結果が交絡因子調整前後でどのように変化するかを推測し，その変化が示唆する意義を考察してください．

192 [添付論文]の研究において，交絡因子を統計的に調整する際に想定される限界点を1つ挙げ，その原因と対策を説明してください．

考察作成に役立つプロンプト

193 [添付論文]の研究結果から,医療政策への提言を導き出してください.

このプロンプトは,研究結果を単なる学術的知見にとどめず,医療制度や保健医療戦略,健康増進策などの政策レベルに反映させる際に有用です.研究で得られたエビデンスを,実際の医療サービス提供体制の改善,費用対効果の高い介入の優先順位付け,健康格差是正のための社会的取り組みへと結びつけることで,学術知見の社会的意義を明確化できます.行政や医療関連組織への提言文書を作成する際に活用できます.

この研究結果をもとに,どのような医療政策上の改善策や推奨策が考えられますか?

 ChatGPTの回答(抜粋)　　回答の精度 ★★★★★

- **予防・啓発活動の強化:**
  研究結果が特定の生活習慣要因や地域特性の関連を示した場合,その要因に基づく予防プログラム(食生活改善,運動習慣確立,禁煙支援など)を政策レベルで強化し,地域保健センターや学校教育への組み込みを推奨する.

- **資源配分の最適化:**
  有効性が証明された治療介入や検査手法があるなら,それらを優先度の高い保険収載・公的補助対象とする政策変更を検討する.これにより,社会全体の医療コスト削減や患者の負担軽減が見込める.

- **地域連携・多職種協働システムの構築:**
  研究結果から特定疾患や脆弱集団への介入が有用であると示唆される場合,地域医療機関,行政,NPO,薬局,介護施設など

多職種・多分野が連携する包括的なケアモデルを政策的に推進する．

 プロンプトのアレンジのコツ

- 「医療政策」を「教育カリキュラム開発」「医療機器認証基準」「公共衛生キャンペーン戦略」など別の社会応用分野へ転換することで，多分野の意思決定支援プロンプトへと展開できる．

効果的な活用のためのポイント

- 実際の研究結果で示されたリスク要因・有効な介入策を踏まえ，提言を具体的かつ実行可能な形に落とし込む．
- 医師会，自治体，患者団体，保険者など多様な利害関係者と議論し，提言を現実的な政策として成立させるための合意形成を図る．
- 政策を実行した後，その効果を評価し，必要に応じて改善するフィードバックサイクルを確立することで，持続可能な医療改善を実現する．

関連プロンプト

194 [添付論文] の研究結果をもとに，特定の患者集団を対象とした医療政策介入を1つ提案し，その期待される効果と課題を示してください．

195 [添付論文] の研究で示されたエビデンスを用いて，医療費抑制につながる政策変更案を1つ挙げ，その背景を説明してください．

196 [添付論文] の研究結果と既存ガイドラインを比較し，必要とされるガイドライン改訂点を1つ提案し，その政策的意義を考察してください．

プレゼンテーションに役立つプロンプト

197 [発表タイトル]のプレゼンテーションスライドの構成案を作成してください.

症例提示，研究発表，院内勉強会などで発表を行う際に，プレゼンテーションスライドの構成を検討するために用います．スライドの流れを整理することで，聴衆が理解しやすく，魅力的な発表の準備へとつながります．研修医や医学生が初めて学会発表を行う際や，指導医が後輩にスライド作成の要点を指導する場合にも役立ちます．また，学会ポスター，院内講習会，ウェビナーなど，幅広いプレゼンテーションの準備にも応用可能です．

 "高齢者の慢性心不全マネジメント"という発表タイトルでのプレゼンテーションスライド構成案を作成してください．

ChatGPTの回答（抜粋）　回答の精度 ★★★★★

1. **タイトルスライド**
   - 発表タイトル，発表者名，所属，発表日
   - 背景画像やシンプルなデザインを用い，インパクトを与える

2. **背景・問題提起**
   - 高齢者心不全の有病率上昇，医療費負担増大の現状
   - 慢性心不全における再入院やQOL低下の問題点を簡潔に提示

3. **目的・研究課題**
   - 本発表で扱う特定の問題：例）高齢者心不全患者の治療戦略改善
   - 本プレゼンで明らかにしたい点や提案する解決策

4. 病態生理・特徴
- 心不全の基本病態
- 高齢者特有の合併症，サルコペニアやフレイルとの関連
- エビデンスに基づく病態説明用の図表

5. 診断・評価方法
- 心機能評価(超音波，BNPなど)

10. 質疑応答スライド
- シンプルな背景と「Thank you」「ご清聴ありがとうございました」などのメッセージ

プロンプトのアレンジのコツ

- 「構成案」を「キーメッセージ抽出」「視覚的工夫」「発表順の最適化」など別のプレゼンテーション手法の指示へ変更することで，同じプレゼン準備のスキルを他の演題や他の言語環境にも応用できる．

効果的な活用のためのポイント

- 発表対象や制限時間に応じてスライドの数や内容を適宜調整する．
- エビデンスのレベル(ガイドラインや主要論文)を示すことで，聴衆が信頼性を確認できる．
- 図表，グラフ，症例写真を適切に挿入し，文字量を抑えて理解しやすい発表を目指す．

関連プロンプト

198 [発表タイトル]で使用する図表やグラフの例を3つ挙げてください．

199 [発表タイトル]のプレゼンテーションで，理解を促すための工夫(アニメーション，色使い，フォント選びなど)を3つ挙げてください．

200 [発表タイトル]を院内勉強会向けに構成する場合，学会発表向けとの違いを1つ示してください．

プレゼンテーションに役立つプロンプト

201 聴衆を惹きつけるプレゼンテーションの構成要素を3つ挙げてください．

このプロンプトは，あらゆるプレゼンテーションの場面で，聴衆が話に集中し，魅力的に伝わるための基本的な要素を整理するのに有用です．研修医や医学生が初めて発表を行う際，発表スキル向上を目指す際，あるいはカンファレンス前に同僚や指導医が後輩へアドバイスを与える際にも活用できます．

聴衆を惹きつけるプレゼンテーションの構成要素を3つ挙げてください．

 ChatGPTの回答（抜粋）　　回答の精度 ★★★★★

1. **明確で魅力的なストーリー性**
   プレゼンテーションの内容を，背景→問題提起→解決策→まとめという物語的な流れで構築することで，聴衆は話の展開を追いやすくなり，興味を持ち続けやすくなる．

2. **適切な視覚的サポート**
   図表，イラスト，簡潔なキーワード，わかりやすいグラフなど，視覚的エレメントを活用することで，複雑な情報を瞬時に理解しやすくする．また，過剰な文字数や不必要な装飾を避け，スライドを見やすく整えることで，集中力を維持する．

3. **プレゼンターの熱意と明瞭な話し方**
   自信ある声量，適度なアイコンタクト，感情のこもったトーン，テンポ良い進行は，聴衆の関心を引き留める．わかりやすい言葉遣いと明確な発音により，内容が正確に伝わり，理解が深まる．

プロンプトのアレンジのコツ

- 「構成要素」を「改善テクニック」「評価指標」「練習方法」などに置き換えれば、プレゼン能力強化に役立つさまざまなプロンプトが作れる。また、対象を「専門家向け」「初心者向け」などに変えて応用可能。

効果的な活用のためのポイント

- 準備段階でストーリーボード(構成案)を作成し、論理的な流れを確認する。
- 視覚資料は最小限のテキストとわかりやすい画像を組み合わせ、スライド1枚1メッセージを徹底する。
- 練習を重ねて声量や話すスピード、アイコンタクトのとりかたを改善し、本番で自然かつ熱意ある態度を示す。

関連プロンプト

202 限られた時間でプレゼンを行う際、聴衆を惹きつけるために特に重要な要素を1つ挙げ、その理由を説明してください。

203 聴衆を惹きつけるプレゼンで陥りがちな悪習慣を2つ挙げ、その改善策を示してください。

204 オンラインプレゼンテーションで聴衆を惹きつける際、対面発表と異なる工夫点を1つ挙げてください。

プレゼンテーションに役立つプロンプト

205 質疑応答で想定される質問と回答例を作成してください：[発表スライドや原稿].

学会発表などで行うプレゼンテーション後の質疑応答に備える際に有用です．発表内容に応じて，予想される質問をあらかじめ想定し，適切な回答例を用意しておくことで，本番で落ち着いて回答できます．研修医や医学生が初めて学会発表を行う前の準備，指導医による後輩の予行演習などで活用すると効果的です．

発表タイトル：『高齢者慢性心不全患者における在宅リハビリテーションの有用性』の質疑応答で想定される質問と回答例を作成してください．

ChatGPTの回答（抜粋） 回答の精度 ★★★★☆

1. **質問例：**
   「在宅リハビリテーションプログラムは，どの程度の頻度と期間で行っていますか？ また，そのエビデンスはどこに基づいていますか？」

   回答例：
   「今回のプログラムは週2回，各セッション約30分を基本としています．実施期間は3カ月としましたが，これは近年の在宅リハビリ研究（例：XXX論文）で効果が示唆されたプロトコルを参考にしています．患者個々の状態に合わせて頻度・期間を調整できる柔軟性も重視しています．」

2. **質問例：**
   「対象とした患者群は重症度や併存疾患でばらつきがあると思いますが，結果解釈に影響はありませんか？」

回答例：
「本研究では対象者の重症度（NYHA分類）や併存疾患を基本特性として記録し，サブグループ解析を試みました．たとえば，軽症群と中等度群で効果比較を行った結果，いずれも有用性が認められましたが，重度群への適用はまだ十分なデータがなく，今後の研究課題となっています．」

 プロンプトのアレンジのコツ

- 「想定される質問と回答例」を「反論対応策」「フォローアップ資料提案」など別の対話状況に変えることで，発表後のコミュニケーション力を強化するさまざまなプロンプトが生まれる．

効果的な活用のためのポイント

- 今回の例は高齢者慢性心不全を題材としたが，実際の発表テーマに合わせて質問内容を変更する．
- 同僚や指導医と想定問答集を用いたロールプレイを行い，本番でスムーズに回答できるよう準備する．
- 回答例に挙げた参考文献やガイドラインをすぐ示せるよう，メモや追加スライドを用意しておくと説得力が増す．

関連プロンプト

206 [発表タイトル]で，専門家以外からの一般的な質問（患者家族や行政関係者）を想定し，回答例を示してください．

207 [発表タイトル]に対して，批判的な立場から想定される質問を1つ挙げ，その回答例を考えてください．

208 [発表タイトル]に対して，想定外の質問が来た場合，その回答例を考えてください．

プレゼンテーションに役立つプロンプト

209 [研究キーワードA],[研究キーワードB] に関する魅力的な演題を考えてください.

学会発表,研究会,院内勉強会などで発表するとき,聴衆の関心を引くタイトル(演題)を考える場合に有用です.[研究キーワードA],[研究キーワードB] という2つの重要な要素を組み合わせたテーマで,短く,要点が伝わり,独自性や新規性を感じさせる演題名を作成することができます.自分自身が新たな研究プロジェクトを立ち上げる際のアイデア出しにも役立ちます.

研究キーワードA:『腸内細菌叢』,研究キーワードB:『免疫チェックポイント阻害薬』を用いて魅力的な演題を考えてください.

ChatGPTの回答(抜粋)　　回答の精度 ★★★★★

演題例1:
「腸内細菌叢が左右する免疫チェックポイント阻害薬効果:がん治療戦略の新たな地平」

演題例2:
「腸内環境と免疫治療のクロストーク:免疫チェックポイント阻害薬応答性を予測する微生物マーカー探索」

演題例3:
「がん免疫療法の鍵は腸内にあり? 免疫チェックポイント阻害薬と腸内細菌叢の相互作用解明への挑戦」

プロンプトのアレンジのコツ

- 「魅力的な演題」を「インパクトのあるアブストラクトタイトル」「記憶に残るキャッチフレーズ」などに変更したり，キーワードの数を増減させることで，別の研究領域にも転用が可能．

効果的な活用のためのポイント

- 基礎研究者向けにはメカニズム重視の演題，臨床医向けには応用可能性を強調した演題など，聴衆に合わせたタイトルを工夫する．
- 長く複雑な表現は避け，短くエッジの効いた言葉を用いることで，プログラム一覧などで目に留まりやすくする．
- 疑問形や「新たな地平」「挑戦」など，将来性や未解明領域へのアピールで聴衆の興味を引き出す．

関連プロンプト

210 [研究キーワード A]，[研究キーワード B]，[研究キーワード C] をすべて含めた魅力的な演題を 1 つ提案してください．

211 [研究キーワード A] に関する発表タイトルを 2 つ示し，それぞれがどういった層の聴衆に刺さるか説明してください．

212 [研究キーワード A] と [研究キーワード B] を用いて，初学者でも興味を持ちやすいシンプルな演題と，専門家に訴求する高度な演題を 1 つずつ考えてください．

プレゼンテーションに役立つプロンプト

213 英語で発表する場合の演題を考えてください：[研究内容].

このプロンプトは，国際学会や英語での発表，オンラインカンファレンスなどに参加する際，研究内容を魅力的な英語の演題（タイトル）で表現したい場合に有用です．英語による発表は，シンプルかつインパクトのあるタイトルが求められ，専門用語やターゲットとなる聴衆に合わせた表現が必要です．研修医や医学生が国際学会で初めて英語発表を行う際や，指導医が後輩に英語タイトルの作成を助言する際にも活用できます．

研究内容：『高齢者の2型糖尿病患者に対する新規GLP-1受容体作動薬の長期有効性と安全性を評価した前向きコホート研究』を英語で魅力的な演題にしてください．

 ChatGPTの回答（抜粋）　　回答の精度 ★★★★★

- "Long-term Efficacy and Safety of a Novel GLP-1 Receptor Agonist in Elderly Patients with Type 2 Diabetes: A Prospective Cohort Study"
- "A Prospective Evaluation of a New GLP-1 Receptor Agonist in Older Adults with Type 2 Diabetes: Long-term Benefits and Safety Insights"
- "Beyond Glycemic Control: Long-term Safety and Efficacy of a Novel GLP-1 Receptor Agonist in Elderly Type 2 Diabetes Patients"

プロンプトのアレンジのコツ

- 「英語で発表する」を「ポスター発表向け」「動画プレゼン用」に変えたり，言語を他国語に変更したりすることで，国際学会や多様なメディアに応用できる表現練習プロンプトを作れる．

効果的な活用のためのポイント

- 内分泌学会であれば糖代謝を強調し，老年医学会であれば高齢者集団への応用を強調する．
- 研究の要である「GLP-1 Receptor Agonist」「Elderly Patients」「Type 2 Diabetes」などをタイトル前半に持ってくることで，瞬時に内容を伝える．
- 国際学会では英語が母国語でない参加者も多いため，簡潔で理解しやすい英語表現が好まれる．

関連プロンプト

214 [研究内容] を短めの英語タイトルにまとめてください（10語以内）．

215 [研究内容] に沿った英語タイトルを2つ提案し，それぞれのメリットを比較してください．

216 [研究内容] で国際的な関心を集めるため，英語タイトルに新規性や将来性を示唆する表現を加えてください．

第 **3** 章

論文作成で役立つ
プロンプト

文章を作成する際に有用なプロンプト

217 以下の研究背景に基づいて，論文の『序論』セクションを作成してください： [研究背景]

このプロンプトは，研究背景（たとえば，新規治療法の必要性，既存研究の課題など）をもとに，論文の「Introduction（序論）」部分をわかりやすく構成したい場合に有用です．序論は，問題提起・先行研究の整理・研究意義・仮説や目的の提示が求められるため，本プロンプトを利用して背景情報から自然な流れで序論を組み立てる練習が可能です．研修医や学生が初めて論文執筆に挑戦するときや，指導医が後輩に文章構成のアドバイスを行う際にも役立ちます．

以下の研究背景に基づいて，論文の『序論』セクションを作成してください：近年，アトピー性皮膚炎に対する全身療法の選択肢が拡大している．本研究は，アトピー性皮膚炎に対する Dupilumab の治療効果と安全性を評価することを目的とする．

ChatGPT の回答　　　　　　　回答の精度 ★★★★★

序論

アトピー性皮膚炎（Atopic Dermatitis, AD）は，慢性かつ再発性の炎症性皮膚疾患であり，痒みや皮膚バリア機能の低下を特徴とする．AD は患者の QOL（Quality of Life）を著しく低下させるだけでなく，社会的および心理的な影響も及ぼすため，適切な治療が求められる．従来，AD の治療は主に局所ステロイドや免疫抑制薬に依存してきたが，重症例においてはその効果や安全性に限界があることが課題とされてきた．

近年，AD の病態解明が進展し，特に IL-4 および IL-13 を中心

とした Th2 型炎症が重要な役割を果たすことが明らかになっている．この知見に基づき，IL-4 受容体αを標的としたヒトモノクローナル抗体である Dupilumab が開発され，全身療法として注目を集めている．Dupilumab は，従来の治療法とは異なり，AD の主要な炎症経路を選択的に阻害することで，高い治療効果と良好な安全性プロファイルを示すことが報告されている．

本研究では，アトピー性皮膚炎患者における Dupilumab の治療効果と安全性を多角的に評価し，その臨床的意義を明らかにすることを目的とする．これにより，AD 治療の新たな標準治療としての可能性を検討し，今後の治療戦略に寄与することを目指す．

プロンプトのアレンジのコツ

- 「序論」を「方法」「結果」「考察」など論文の別セクションに変更したり，「研究背景」に代えて「臨床事例」「論文レビュー」など別種の資料を入力すれば，どのセクションにも応用できる統合的なライティングプロンプトに．

効果的な活用のためのポイント

- 実際に論文執筆する際は，序論のなかで記載したエビデンスに対応する文献番号を整合させ，参考文献リストと整合をとる．
- 投稿先のジャーナルの投稿規程や読者層に合わせ，序論の詳細度や用語選択を調整する．
- 序論は簡潔かつ論理的に，研究目的へ自然につなげることが望ましいため，必要に応じて冗長な説明を削る．

関連プロンプト

218 [研究背景] をもとに，論文の序論をより短く（300 語以内）まとめてください．

219 [研究背景] に新たな [知見] を 1 つ加え，序論に組み込みながら論理的な流れを維持する改訂例を示してください．

220 [研究背景] に基づく序論に，研究仮説を明確に示す一文を追加して，序論全体を自然な流れで再構成してください．

文章を作成する際に有用なプロンプト

221 以下のデータに基づいて,論文の『結果』セクションを作成してください:[データ]

このプロンプトは,研究データ(表・グラフ・数値結果など)に基づいて,論文の「結果(Results)」をわかりやすく記述したい場合に有用です.結果のセクションでは,解析結果を客観的かつ明確に記述し,解釈や考察は後ろのセクションに回すのが原則です.研修医や学生が論文執筆を練習するときや,指導医が後輩に結果記載の要点を教える際にも活用できます.

「データ:
- 対象者 50 名(男性 30 名,女性 20 名,平均年齢 65.2 歳)
- 介入群(n=25)と対照群(n=25)にランダム割付
- 主要評価項目:6 分間歩行距離(6MWD)
- ベースラインで介入群と対照群に 6MWD の有意差なし(p=0.87)
- 12 週後,介入群で 6MWD が平均 45m 増加(95%CI:30-60m, p<0.01),対照群は有意な変化なし(p=0.34)
- 副次評価項目:QOL スコア(介入群で改善傾向 p=0.08),有害事象発生率両群間で有意差なし」

このデータに基づいて,論文結果セクションを作成してください.

 ChatGPT の回答(抜粋)　　回答の精度 ★★★★☆

結果:
本研究では,合計 50 名の対象者(男性 30 名,女性 20 名,平均年齢 65.2 歳)が登録され,介入群(n=25)および対照群(n=25)にランダムに割り付けられた.ベースライン時点で,6 分間歩行

距離(6MWD)に介入群と対照群間で有意差は認められなかった(平均差:2 m, p=0.87).

副次評価項目であるQOLスコアに関しては,介入群で改善傾向が認められたが,有意水準には達しなかった(p=0.08).有害事象発生率は,介入群・対照群間で有意差を示さなかった.両群とも重篤な有害事象は報告されず,安全性に関して大きな懸念はみられなかった.

プロンプトのアレンジのコツ

- 「結果」セクションを「概要」「サマリー」「レター形式」といった書式に変更したり,データ以外に「グラフ」「画像所見」などをソースに設定して,成果物の形式や情報ソースを変えられる応用プロンプトを作れる.

効果的な活用のためのポイント

- パラグラフ構造や数値・p値の提示位置を整え,読者がどのデータがどの群に対応するかを容易に把握できるようにする.
- 結果セクションは「データ報告」に徹し,余計な解釈を加えないことで,後段の考察セクションが明確に引き立つ.
- ジャーナルごとの投稿規程(統計値の小数点第何位まで記載するか,CIの記載方法など)に合わせて調整する.

関連プロンプト

222 [データ]に基づく結果セクションをより簡潔(200語以内)にまとめてください.

223 [データ]で報告された統計値に応じて,群間比較を明確化するために追加すべき情報を1つ提案してください.

224 [データ]に基づいた結果セクションを,図表を参照する文言を追加して再構成してください(例:Figure 1参照).

134　第3章　論文作成で役立つプロンプト

文章を作成する際に有用なプロンプト

225 以下の研究結果に基づいて，論文の『考察』セクションを作成してください：[研究結果]

研究結果（前のセクションで報告済みのデータや解析結果）を踏まえ，論文の「考察（Discussion）」をまとめる際に有用です．考察では，得られた結果を先行研究や理論的背景と対比し，意義や限界，臨床応用や今後の研究課題などを論理的に展開します．研修医や学生が初めて考察パートを執筆する練習をする際，指導医が後輩へ指導する際，また自身の論文執筆の素案を整える際に活用できます．

「研究結果：
- 介入群では12週後に運動耐容能（6分間歩行距離）が有意に改善（+45m，p<0.01）
- 対照群では有意な変化なし
- QOLスコアは介入群で改善傾向（p=0.08），有害事象の増加は認めず
- 本介入は在宅心臓リハビリテーションプログラム」
この結果に基づいて考察セクションを作成してください．

 ChatGPTの回答（抜粋）　　回答の精度　★★★★☆

考察：
本研究は，高齢者慢性心不全患者に対する在宅心臓リハビリテーションプログラムの有効性と安全性を評価したものである．その結果，12週後に介入群で運動耐容能（6分間歩行距離）が有意に改善し，対照群では有意な変化が認められなかったことから，本介入が患者の身体機能向上に寄与する可能性が示唆された．先行研究でも運動療法が心不全患者の機能維持に有用とされているが

【文献 X】，在宅環境下での効果を明確に示した報告は限られており，本研究はそのギャップを埋める一助となり得る．

今後は，より大規模なランダム化比較試験を通じて，長期的な転帰(再入院率や長期生存率)およびコスト効果分析を行い，在宅リハビリテーションの標準治療への統合可能性を検討すべきである．総じて，本研究は在宅心臓リハビリテーションが高齢者慢性心不全患者の身体機能向上に有用で，安全性の面でも問題が少ないことを示唆しており，今後の臨床応用やガイドライン改訂に向けた基礎的エビデンスとなる可能性がある．

プロンプトのアレンジのコツ

- 「考察」を「解釈と課題」「実務的示唆」「今後の研究提案」に切り替えたり，研究結果以外に「ガイドライン」「理論モデル」をもとに執筆させることで，論文作成の多様な場面を練習できるプロンプトに展開できる．

効果的な活用のためのポイント

- 実際に考察を執筆する際は，言及した先行研究文献 X，Y などに対応する文献を適切に挙げる必要がある．
- 投稿先のジャーナルの規程(文字数制限，フォーマット)に準じて改訂するとよい．
- 考察は根拠に基づき，明確なエビデンスとの対比を行い，過度な主観的推測は避けることで説得力が増す．

関連プロンプト

226 [研究結果] をより短く凝縮した考察セクション(300 語以内)を作成してください．

227 [研究結果] に基づく考察で，研究限界点を強調し，今後の研究課題に重点を置いた記述例を示してください．

228 [研究結果] をもとに，臨床現場への具体的応用例を強調した考察セクションを再構成してください．

文章を作成する際に有用なプロンプト

229 [研究結果]をもとに，論文の『要旨』を作成してください．

このプロンプトは，研究結果に基づいて，論文の「要旨（Abstract）」を簡潔かつ明瞭にまとめたい場合に有用です．要旨は，読者が論文全文を読むか判断する最初の手がかりであり，研究目的・方法・結果・結論を短くまとめることが求められます．

「研究結果：
- 高齢者慢性心不全患者50名を介入群(n=25)と対照群(n=25)にランダム割付
- 在宅心臓リハビリテーション12週介入
- 介入群で運動耐容能(6MWD)が有意に改善(+45m, p<0.01)
- QOLスコア改善傾向(p=0.08)
- 有害事象増加なし」

この結果をもとに，論文要旨を作成してください．

 ChatGPTの回答（抜粋）　　回答の精度 ★★★★★

目的：高齢者慢性心不全(CHF)患者に対する在宅心臓リハビリテーションプログラムの有効性と安全性を評価することを目的とした．

方法：平均年齢65.2歳(男性30名，女性20名)のCHF患者50名を対象に，介入群(在宅心臓リハビリテーション実施，n=25)と対照群(通常ケア，n=25)へランダムに割り付け，12週間の介入を行った．主要評価項目は6分間歩行距離(6MWD)，副次評価項目はQOLスコア及び有害事象発生率とした．

結果:12週後,介入群では6MWDがベースラインと比較して平均45m有意に増加した(p<0.01).対照群では有意な変化は,

結論:本研究は,高齢者CHF患者に対する在宅心臓リハビリテーションが運動耐容能を有意に改善し,安全に実施可能であることを示唆する.QOL改善は傾向にとどまったが,さらなる研究により,有用性の確認および長期的な転帰への影響評価が期待される.

プロンプトのアレンジのコツ

- 「『要旨』を作成」する指示を,「簡潔なエグゼクティブサマリーを作る」「発表用の抄録を作る」「一般向けの概要をまとめる」などに切り替えてみよう.また,対象を「[研究結果]」から「ガイドライン」「調査報告」「統計データ」などに変えれば,さまざまな場面での概要作成に応用できる.

効果的な活用のためのポイント

- 投稿先ジャーナルの要旨字数制限やセクション構造(背景,目的,方法,結果,結論)に合わせて細部を調整する.
- 要旨には過度な背景説明や過剰な統計値を詰め込みすぎず,主要なポイントに絞る.
- 結論部分で主要な成果と今後の展望を簡潔に示し,読者が研究価値を短時間で理解できるようにする.

関連プロンプト

230 [研究結果]をもとに,構造化要旨(Background, Methods, Results, Conclusion)形式で100語以内にまとめてください.

231 [研究結果]に基づいた要旨に,臨床的インパクトを強調する一文を追加して再構成してください.

232 [研究結果]に基づき,専門用語の使用を避け,一般的な読者にも理解しやすい平易な要旨を作成してください.

第3章 論文作成で役立つプロンプト

文章を作成する際に有用なプロンプト

233 論文の論理展開に矛盾がないかチェックし，修正案を提案してください：[論文原稿].

論文原稿の流れ（序論→方法→結果→考察など）において，論理的な一貫性や説得力が確保されているかを確認し，必要に応じて改善策を示す場合に有用です．論理展開のチェックは，論文が読者に適切に理解され，研究の意義や結論に疑義が生じないようにするための重要なステップです．研修医・学生が初めて論文執筆を行う際，指導医が後輩へのフィードバックを行う際，あるいは自身の論文をより洗練させるために客観的な視点が欲しい場合などに活用できます．

234 この論文原稿を読み，論理展開の矛盾（たとえば，序論で示した仮説と結果・考察での扱いの不整合）を指摘し，それに対する修正案を提案してください．

ChatGPT の回答（抜粋） 回答の精度 ★★★★☆

- **指摘例1**：序論で「本研究はA仮説を検証する」と明言しているにもかかわらず，考察ではA仮説にはほとんど触れず，B仮説に関する議論が中心になっている．その結果，読者は本来の研究目的が曖昧になり，なぜB仮説が登場するのか混乱する．
  修正案：考察内でA仮説に対する結果の解釈を明確化したうえで，B仮説との関連性を示す．または，序論段階からB仮説にも言及し，両者の位置づけを明確にして一貫性を確保する．
- **指摘例2**：方法セクションで対象者選定基準を詳細に説明しているが，結果セクションでは対象者特性が省略され，考察で対象者特性による影響を論じているため，読者は対象者の詳細を十分理解できないまま考察に入る．

修正案：結果セクション冒頭で対象者特性（年齢，性別，併存疾患など）を簡潔に報告し，考察で対象者特性が結論にどう影響するか自然な流れで述べる．
- **指摘例3**：考察末尾で「本研究の限界」としてデータ不足や交絡因子の存在を指摘しているが，序論や方法でそれらを予測する記述がないため，読者は「なぜその限界が今になって問題化するのか」と疑問を抱く．

プロンプトのアレンジのコツ

- 「論理展開の矛盾のチェック」という指示は，「統合性」「一貫性」「明確さ」のチェックにも展開可能．対象は論文に限らず，「プレゼン原稿」「政策提案書」「研究計画書」などあらゆる文書に応用でき，同じ手法で整合性を高めるプロンプトを作成できる．

効果的な活用のためのポイント

- 個々のセクションだけでなく，序論→方法→結果→考察→結論といった全体の流れを追い，一貫したメッセージが伝わるか確認する．
- 読者が「なぜここでこの情報が？」と疑問を抱かないよう，必要な背景・結果報告は適切なタイミングで示す．
- 第三者（上級医，同僚）からのフィードバックを参考に，提案された修正案を原稿に反映し，より説得力のある論文を目指す．

関連プロンプト

235 [論文原稿]から論理展開が不明確な箇所を1つ特定し，その箇所を改善するための再構成例を示してください．

236 [論文原稿]において，仮説から結論までの論理的流れを要約し，その中で読者が理解しづらいと思われる点を指摘してください．

237 [論文原稿]に対して，ジャーナルの査読者視点で論理的一貫性を改善するためのアドバイスを2つ挙げてください．

文章を作成する際に有用なプロンプト

238 論文の表現をよりアカデミックなスタイルに修正してください：[論文原稿].

このプロンプトは，投稿予定の論文の文体や表現をより学術的・専門的なトーンに整えたい場合に有用です．簡潔かつ正確な用語選択，受動態や形式的表現の適切な活用，カジュアルすぎる表現の是正などを行うことで，投稿に適した文面へと磨き上げることができます．

論文の表現をよりアカデミックなスタイルに修正してください：[論文原稿].

 ChatGPT の回答（抜粋）　　　回答の精度 ★★★★★

（元原稿例）
「この研究では，高齢の心不全患者さんに新しい運動療法を試してみたところ，体力がちょっと上がったようだった．患者さんは少し元気になったと言っており，あまり問題は起きなかった．」

（修正例）
「本研究では，高齢慢性心不全患者を対象に，新規運動療法プログラムの有用性を検討した．その結果，6分間歩行距離を指標とする運動耐容能に有意な改善が認められた．また，患者は身体機能向上を自覚し，有害事象の増加は確認されなかった．」

プロンプトのアレンジのコツ

- 「よりアカデミックなスタイルへ修正」を,「平易な一般向けの表現に変える」「専門用語を控えて初学者向けに調整する」「ジャーナルの投稿規程に沿って改訂する」など別の文章調整要求に置き換えれば,幅広いテキスト改善プロンプトへと応用できる.

効果的な活用のためのポイント

- 日常的表現や感情的な語彙は避け,学術用語や客観的記述を用いる.
- 曖昧な表現(「少し」,「ちょっと」)を避け,定量的な指標や統計値を活用する.
- 患者や疾患,介入方法などについて正式な医療・学術用語を用いることで,専門性を強調する.

関連プロンプト

239 [論文原稿]の文章を,より国際誌投稿に適した英語表現へと修正してください.

240 [論文原稿]の抽象的・曖昧な表現を指摘し,より明確でアカデミックな言い回しに置き換えてください.

241 [論文原稿]において,受動態を効果的に用いて客観性を強調するように書き換えてください.

142　第3章　論文作成で役立つプロンプト

文章を作成する際に有用なプロンプト

242 論文全体の構成を見直し，より効果的な構成を提案してください：[論文原稿].

既にある論文原稿の構成（序論→方法→結果→考察→結論など）を改善し，読者にとってわかりやすく説得力のある流れにするために活用できます．研究背景と目的の明確化，データ提示の順序，考察のポイントや結論との整合性強化など，論理的流れの最適化が可能です．自身の論文を査読前にブラッシュアップしたい場合などに有用です．

論文全体の構成を見直し，より効果的な構成を提案してください：[論文原稿].

ChatGPTの回答（抜粋）

回答の精度　★★★★☆

1. **序論の明確化：**
   現状の序論では，本研究の必要性と目的が中段でようやく示されているため，最初に研究背景を提示し，その中で関連する先行研究を簡潔に整理したうえで，研究目的を明確に述べる構成が望ましい．たとえば，最初のパラグラフで臨床的意義や未解決の問題点を示し，続くパラグラフで先行研究の限界を提示し，その流れで自然に本研究の目的や仮説へとつなげると良い．

2. **方法セクションの論理的並び替え：**
   対象者選定基準，介入手法，評価項目，統計解析手法の順に整理し，一貫したフローを作る．現在は，解析手法が方法論の途中に挿入されており読者が混乱しやすい．対象者・介入・評価項目という流れを作ったうえで，最後に解析方法をまとめることで読みやすさが向上する．

3. 結果セクションでのデータ提示順序の統一：

4. 考察セクションでの焦点明確化：

5. 結論セクションの簡潔化：
結論は，主要な発見とその示唆を短くまとめるにとどめる．詳細な意義や適用範囲は考察中に説明されているため，結論では「この研究から明らかになったポイントは何か」を明瞭に述べ，読者に強い印象を残す．

プロンプトのアレンジのコツ

- 「構成見直し」を「章立て変更」「セクション間の論理的接続強化」「視覚資料との整合性改善」などにシフトすることで，同じ形式でさまざまな文書の編集支援プロンプトを生み出せる．

効果的な活用のためのポイント

- 提案をもとに実際に原稿を再構成し，第三者（同僚，指導医）からのフィードバックを受けることでさらなる改善が可能．
- ジャーナルの投稿規程や，定型的な構造（IMRAD形式：Introduction, Methods, Results, Discussion）に合わせて微調整することで，編集者や査読者にも評価されやすくなる．
- 修正後に全体を再読し，論理展開が改善したか再確認することで，洗練度を高められる．

関連プロンプト

243 [論文原稿] をもとに，各セクションの見出し再構成案を示し，より明瞭な論理的流れを形成してください．

244 [論文原稿] で冗長な部分を削除し，情報の優先度に応じて再配置する具体的な提案を示してください．

245 [論文原稿] に，読者が研究目的と結果を容易に理解できるようなフレーズや接続詞を追加する提案をしてください．

144　第3章　論文作成で役立つプロンプト

文章を作成する際に有用なプロンプト

246 研究の限界点について，適切な記述を追加してください：[論文原稿].

論文原稿中に研究の限界点(Limitations)の記述を挿入・強化したい場合に有用です．研究の限界点を示すことで，読者は結果・結論を過度に一般化することなく，適切な解釈が行えるようになります．研修医・学生が初めて論文執筆を行う際，指導医が後輩へ限界点記述の重要性を説明する際，あるいは査読者コメントへの対応で限界点を追記する場面などで役立ちます．

研究の限界点について，適切な記述を追加してください：[論文原稿].

 ChatGPTの回答（抜粋）　　　回答の精度 ★★★★☆

【追加記述例】
「本研究にはいくつかの限界点が存在する．第一に，対象者数が比較的少数であり，得られた結果の一般化には慎重を要する．より大規模なコホートや多施設共同研究による検証が望まれる．第二に，観察期間が短く，長期的な効果や安全性評価が十分に行えなかった点が挙げられる．長期フォローアップを通じた転帰評価が今後の課題となる．第三に，交絡因子や患者背景因子の完全なコントロールが困難であったため，結果の因果関係については限定的な解釈が必要である．これらの限界を踏まえ，さらなる研究によって本研究の知見を補強することが期待される．」

プロンプトのアレンジのコツ

- 「研究の限界点」は「研究の意義」「想定される応用範囲」「倫理的配慮点」などへと変更可能．同様の手法で，論文以外の報告書や提案書にも，付加情報を求める指示として応用できる．

効果的な活用のためのポイント

- 過度な弁解ではなく，あくまで事実に基づく記述を心がける．
- 単に限界を列挙するだけでなく，研究を発展させるための示唆を添えることで，建設的な印象を与える．
- 一部のジャーナルでは「限界点」項目を「Discussion」の中盤や終盤で明示的に求める場合があるため，投稿先の指示に従う．

関連プロンプト

247 [論文原稿]に，研究限界点を箇条書き形式で追加し，簡潔にまとめてください．

248 [論文原稿]で言及した限界点に対し，それらが結果解釈に及ぼす影響を簡潔に補足する文を追加してください．

249 [論文原稿]において，限界点を示したうえで，将来研究に関する展望を明確にする一文を追加してください．

146　第3章　論文作成で役立つプロンプト

英語で論文を書く際に有用なプロンプト

250 以下の日本語の論文原稿を英語に翻訳してください：[日本語原稿]

日本語で記述された論文原稿を，英語での投稿や国際学会発表に対応できるように翻訳したい場合に有用です．翻訳時には，専門用語の英語表記，時制や語順，文体（能動態・受動態）などを適切に調整し，読者にわかりやすい表現が求められます．英語ネイティブでない研究者が国際的な発信力を強化したい場合などで活用できます．

 以下の日本語の論文原稿を英語に翻訳してください：[日本語原稿]

 ChatGPT の回答（抜粋）　　回答の精度 ★★★★★

【日本語原稿（サンプル）】
「本研究は，高齢慢性心不全患者を対象に，新規在宅心臓リハビリテーションプログラムの有用性を評価した．12週間の介入後，介入群では6分間歩行距離が有意に改善し，QOLスコアも改善傾向が認められた．有害事象の増加はみられず，このアプローチは安全性および実用性が示唆された．」

【英語翻訳例】
"This study evaluated the efficacy of a novel home-based cardiac rehabilitation program for elderly patients with chronic heart failure. After a 12-week intervention, the intervention group showed a significant improvement in the 6-minute walk distance, as well as a trend toward improved quality of life (QOL) scores. No increase in adverse events

was observed, suggesting that this approach is both safe and feasible."

 プロンプトのアレンジのコツ

- 「翻訳して」を「平易な日本語で要約」「別の専門領域向けに用語を調整」「複数の言語に翻訳」などに変え,異なる言語レベルや受け手層に合わせた再構築プロンプトとして転用できる.

効果的な活用のためのポイント

- 専門用語は標準的な英文医学用語集を参照し,誤訳や不適切な略語使用を避ける.
- 過去形・現在完了形など時制を適宜調整し,研究が完了したこと,現在その知見が有用であることを明確化する.
- オリジナルテキストと訳文を対照し,ニュアンスが失われていないか,論理の飛躍がないかを確認する.

関連プロンプト

251 [日本語原稿]から英語への翻訳において,用語選択が難しい箇所を指摘し,標準的な英医学用語を提示してください.

252 [日本語原稿]を英訳する際に,学術論文で一般的に好まれる表現(受動態・客観的記述)に書き換えた例を示してください.

253 [日本語原稿]を英語に翻訳したうえで,一文ごとの対応表を作成し,訳出の根拠や用語選択理由を簡潔に解説してください.

148　第3章　論文作成で役立つプロンプト

英語で論文を書く際に有用なプロンプト

254　英語論文の校正をお願いします：[英語論文原稿].

既に英語で書かれた論文原稿を対象に，文法・構文・用語選択・スタイル(学術的トーン)の改善を求める場面で役立ちます．校正(proofreading)を通じて，読者が誤解せず，スムーズに論文内容を理解できるようにすることが目的です．

英語論文の校正をお願いします：[英語論文原稿].

 ChatGPT の回答(抜粋)　　回答の精度 ★★★★★

【英語論文原稿】
"Recent studies have showed that a new kind of intervention may possible improve the patients outcome. However, some data is not clearly presented and have some inconsistency. We tried to exam this phenomenon by analyzing several factor and do a regression analysis."

【校正例】
"Recent studies have shown that a new type of intervention may possibly improve patient outcomes. However, some data are not clearly presented and exhibit certain inconsistencies. We attempted to examine this phenomenon by analyzing several factors and conducting a regression analysis."

英語で論文を書く際に有用なプロンプト　149

プロンプトのアレンジのコツ

- 「校正」を「語彙の改善」「冗長表現の削減」「ターゲットジャーナルのスタイルガイドに準拠」へと発展させれば，多様なライティング改善プロンプトが作れる．対象を英語以外の言語や異なる文書種別にも応用できる．

効果的な活用のためのポイント

- 編集過程を確認し，自分自身の英語表現上の弱点を把握する．
- 口語的・曖昧な表現から，客観的で簡潔な表現へ移行することにより，国際ジャーナルや学会発表の基準に適合した文章となる．
- 特定分野の専門用語整合や表現微調整が必要な場合，専門家や英語ネイティブ校正者の最終確認も有用．

関連プロンプト

255 [英語論文原稿] の校正後，専門用語の用法が適切かどうか確認し，より標準的な専門英語表現に置き換えてください．

256 [英語論文原稿] の校正にあたり，冗長な表現を指摘し，明確で簡潔な表現へ書き換えてください．

257 [英語論文原稿] を校正したうえで，学術誌投稿にふさわしい形式(IMRAD 構造，引用スタイルなど)になっているか確認し，改善案を提示してください．

英語で論文を書く際に有用なプロンプト

258 英語論文のカバーレターを作成してください：[投稿論文][投稿先ジャーナル].

論文を英文ジャーナルに投稿する際，そのジャーナルの編集者宛てに送るカバーレター（Cover Letter）を作成する場合に有用です．カバーレターでは，研究の主旨・独自性・重要性を簡潔にまとめ，なぜそのジャーナルが適切な投稿先なのかを示すことが求められます．

英語論文のカバーレターを作成してください：[投稿先ジャーナル：International Journal of Cardiology][研究のテーマは，高齢慢性心不全患者における在宅リハビリテーションの有効性評価].

ChatGPT の回答（抜粋） 回答の精度 ★★★☆☆

【カバーレター例文（英語）】

[Date]

Editor-in-Chief
International Journal of Cardiology
[Editor's address or general contact info]

Dear Editor-in-Chief,

I am pleased to submit our manuscript entitled "Home-Based Cardiac Rehabilitation Improves Exercise Tolerance in Elderly Patients with Chronic Heart Failure" for consideration as an original article in the International Journal of Cardiology.

> Thank you for your time and consideration. We look forward to the opportunity to share our findings with your readership.
>
> Sincerely,
> [Your Name, Title, Affiliation]

 プロンプトのアレンジのコツ

- 「カバーレター作成」は「学会への抄録提出文」「助成金申請時の添え状」など,別の提出用文書作成にも応用できる.

効果的な活用のためのポイント

- 投稿先ジャーナルのガイドラインでカバーレターに記載すべき要件(COI声明,ワード数制限など)を確認して追加・修正する.
- 余計な説明を省き,研究の強みとジャーナルへの適合性を強調する.
- 責任著者(Corresponding Author)の連絡先や所属を明確に示し,編集部が必要な場合に迅速に連絡できるようにする.

関連プロンプト

259 [投稿先ジャーナル]へのカバーレターを,再投稿時に編集者コメントへ対応した旨を含めて再構成してください.

260 [投稿先ジャーナル]へのカバーレターに,査読者の興味を惹くための新規性のある強調表現を追加してください.

261 [投稿先ジャーナル]に提出するカバーレターで,臨床的応用をもう少し強調した一文を付け加えてください.

152 第3章 論文作成で役立つプロンプト

英語で論文を書く際に有用なプロンプト

262 英語論文の査読コメントへの回答を英語で作成してください：[査読コメント].

このプロンプトは，ジャーナル投稿後に受け取った査読者からのコメントに対し，著者が回答（Response Letter）を英語で作成する際に有用です．回答文では，各コメントに対する対応策（追加解析，テキスト修正，参考文献追加など）を明確かつ礼儀正しく示す必要があります．再投稿前に回答書を洗練したいときに役立ちます．

以下の査読コメントに対し，丁寧かつ具体的な英語で回答文を作成してください．
[査読コメント]: 'The introduction does not clearly state the study hypothesis. Also, please clarify the patient inclusion criteria in the Methods section.'

 ChatGPT の回答（抜粋）　　回答の精度 ★★★★☆

【回答文例（英語）】
"Dear Reviewer,

Thank you for your thoughtful comments and valuable suggestions. We appreciate the opportunity to improve our manuscript based on your feedback.

1. Regarding the clarity of the study hypothesis in the Introduction:
   We have revised the Introduction to explicitly state our primary hypothesis in the final paragraph (page 2, lines

> We trust these revisions address your concerns. If you have any further questions or suggestions, we would be happy to address them.
>
> Sincerely,
> [Your Name]
> Corresponding Author"

プロンプトのアレンジのコツ

- 「査読コメントへの回答」を「指導医からのフィードバックへの対応」「学生からの質問への回答」など,対話的なコメント対応文書へと展開できる.同じ応答形式で多様な分野や場面へも適用可能.

効果的な活用のためのポイント

- 各コメントに番号を振るなど,査読コメントと回答の対応関係を明確に示す.
- 改訂箇所(ページ,行番号)を具体的に明記し,変更点が容易に確認できるようにする.
- 査読者への感謝を述べつつ,柔軟に対応した姿勢を示すことで,審査過程を円滑に進める.

関連プロンプト

263 [査読コメント]で要求された追加解析への対応策を提示してください.

264 [査読コメント]で指摘された文献不足を補うため,必要となる文献の候補を挙げてください.

265 [査読コメント]で疑問視された統計手法選択の正当性を,根拠ある説明で示し,今後の改訂方向性も示唆してください.

フォーマットを整える際に有用なプロンプト

266 論文の文字数制限[文字数]を守るために,文章を修正してください:[論文原稿].

このプロンプトは,既に執筆済みの論文原稿が投稿先ジャーナルや学会の文字数制限(word countやcharacter count)を超過している場合に有用です.文章を要約・簡潔化し,冗長表現や重複情報を削ることで,指定文字数内に収めます.

 以下の原稿が3,000ワード制限を超過しています.冗長な表現を削り,意味を損なわずに短くしてください.

 ChatGPTの回答(抜粋)　　回答の精度 ★★★★☆

【原稿抜粋(before)】
"In recent years, there has been a substantial increase in the prevalence of chronic heart failure among the elderly population, which imposes a significant burden on healthcare systems. As a consequence, a variety of interventions, both pharmacological and non-pharmacological, have been explored to alleviate symptoms, improve quality of life, and potentially reduce hospitalization rates. However, many of these approaches, while theoretically promising, have not consistently demonstrated robust, large-scale evidence of their efficacy and practicality."

【修正例(after)】
"Chronic heart failure prevalence has risen in the elderly, straining healthcare systems. Various interventions, both

> pharmacological and non-pharmacological, aim to improve quality of life and reduce hospitalizations. However, many lack consistent, large-scale evidence of efficacy and feasibility."

プロンプトのアレンジのコツ

- 「文字数制限に合わせて修正」を「指定フォーマットへの調整」「図表数制限への対応」「セクション長制限への対応」などへと発展させ，あらゆる形式要件に合わせるプロンプトに応用できる．

効果的な活用のためのポイント

- 最初に全体を通読し，重複表現や不必要な修飾語句を特定して削る．
- 必要な情報（研究目的，主要結果，意義）を優先し，副次的な説明は削減する．
- ジャーナルや学会が要求する文字数やワード数上限を明確に把握し，それに合わせて削減箇所を調整する．

関連プロンプト

267 [論文原稿] から，特定セクション（序論または考察）を重点的に短縮し，主要メッセージを残しつつ字数削減案を提示してください．

268 [論文原稿] で繰り返し登場する情報をまとめ，1文で表現することで字数を削減する例を示してください．

269 [論文原稿] の一部について，箇条書き形式を取り入れることで冗長な記述を簡潔化し，文字数制限内に収めてください．

フォーマットを整える際に有用なプロンプト

270 [論文原稿] のキーワードを5つ選んでください．

このプロンプトは，論文の主題を示すキーワードを整理する場合に有用です．対象疾患（例：アトピー性皮膚炎），対象集団（小児患者），介入法（新規外用薬），主要評価項目（症状改善，QOL向上）など，読者が論文の焦点を素早く理解できる言葉を選びます．ジャーナルが推奨するキーワード数や専門用語の標準化も念頭に置いて抽出しましょう．

[論文原稿] のキーワードを5つ選んでください．

 ChatGPTの回答（抜粋）　　回答の精度 ★★★★★

【原稿抜粋（例）】
"本研究は小児アトピー性皮膚炎患者を対象に，新規外用薬Xの4週間投与後の症状スコア変動とQOL改善度を，二重盲検ランダム化比較試験（RCT）を用いて評価した．"

【回答例】
「アトピー性皮膚炎」「小児患者」「新規外用薬」「ランダム化比較試験（RCT）」「QOL改善」

プロンプトのアレンジのコツ

- 「キーワード選定」を「本文要約」「メタタグ抽出」「SEO用語の選定」などへと発展させれば，同じ要約・抽出技法を他の文書類や目的（ネット検索性向上など）にも広く適用できる．

効果的な活用のためのポイント

- 論文内容を的確に反映し，分野固有の用語と汎用的な関連キーワードをバランスよく選ぶ．
- 読者の検索行動を想定し，代表的な研究領域や対象となる疾患・技術名，手法，理論的概念を含める．
- 抽象的すぎず，同時に関連性が高い専門用語を選ぶことで，文献の適切な検索や分類を助ける．

関連プロンプト

271 [論文原稿]から，副次的評価項目を示すキーワードを3つ選んでください．

272 [論文原稿]で用いられた治療法や対象集団に関するキーワード候補を列挙し，最終的な5つに絞るまでの過程を示してください．

273 [論文原稿]のキーワード抽出過程で，雑多な用語を除外し，より専門的な用語に置き換える提案をしてください．

フォーマットを整える際に有用なプロンプト

274 [論文原稿] で使用されている略語とそれらの正式名称を一覧にしてください．

論文内で頻用される略語を明確にし一覧化する際に有用です．AD(Atopic Dermatitis)，EASI(Eczema Area and Severity Index)など，臨床指標や治療法に関連した略語を整理します．略語一覧は，論文の冒頭または付録にまとめるのが一般的です．

[論文原稿] で使用されている略語とそれらの正式名称を一覧にしてください．

 ChatGPT の回答（抜粋） 　回答の精度 ★★★★★

【略語一覧例】
・AD: Atopic Dermatitis
・EASI: Eczema Area and Severity Index
・RCT: Randomized Controlled Trial
・QoL: Quality of Life
・TEWL: Transepidermal Water Loss

プロンプトのアレンジのコツ

- 略語一覧化を「学術用語一覧」「主要人物や施設名一覧」「用語対照表」といった他の情報整理にも応用可能．また，対象を論文以外に「パンフレット」「報告書」に変えれば幅広く利用できる．

効果的な活用のためのポイント

- 原稿全体を通じて用いられた略語を網羅的に抽出し，正式名称とともにアルファベット順や出現順など一定のルールで整理する．
- 必要に応じて，日本語・英語の両方，または国際標準表記などを提示する．
- 読者が略語の意味を迅速に参照し，本文理解を円滑にするサポートとなる．

関連プロンプト

275 [論文原稿]で一度しか使用されていない略語を抽出し，正式名称に統一する提案をしてください．

276 [論文原稿]中で略語の初出箇所を特定し，略語使用規則に従った表記修正案を提示してください．

277 [論文原稿]の略語一覧を，ジャーナルが要求するフォーマット（例：付録末尾掲載）に整形してください．

フォーマットを整える際に有用なプロンプト

278 [論文原稿] の Figure legends を,標準的な形式に改善してください.

このプロンプトは,図の説明文を洗練するために有用です.簡潔で標準化された Figure legends により,図と本文の関連性が明確になります.

[論文原稿] の Figure legends を,標準的な形式に改善してください.

 ChatGPT の回答(抜粋) 　回答の精度 ★★★★★

【修正前】
"Figure 1. This figure shows how the new topical medication X improved the EASI scores of pediatric patients with AD over a 4-week period, and you can see that compared to the placebo group, the treatment group had a more pronounced decrease in EASI from baseline to week 4."

【修正後】
"Figure 1. EASI score changes in pediatric AD patients over 4 weeks. The treatment group (new topical medication X) showed a greater reduction compared to placebo."

プロンプトのアレンジのコツ

- 「Figure legends の改善」を「表タイトル」「補足説明」など他の要素の改善に変えることで，イラストレーションやビジュアル資料関連の標準化プロンプトとして展開できる．

効果的な活用のためのポイント

- 図の内容，使用された手法，統計情報，記号や略語の説明などを簡潔かつ明瞭に示す．
- 国際学術誌や標準的なガイドラインに準拠したフォーマットを用いて，読者が図単独で理解できる情報を提供する．
- 必要なキー情報（検体数，尺度，統計的有意性など）を示し，余計な冗長表現は削る．

関連プロンプト

279 [論文原稿] 中の Figure legends を一括で改善し，統一感をもたせる提案をしてください．

280 [論文原稿] の Figure legends において，図の内容を要約し，読者が図から何を理解すべきか明確に伝えるための効果的な表現方法を具体例を交えて提案してください．

281 [論文原稿] に掲載されている図が，複数のパネルで構成されている場合，各パネルを区別し，対応する説明を Figure legends に明確に記載してください．

フォーマットを整える際に有用なプロンプト

282 [論文原稿] で参照しているウェブサイトやオンライン資料の引用方法を，標準的な書式に合わせて明瞭化してください．

オンライン情報源（ウェブページ，オンライン報告書，データベース）の引用スタイルを統一し，標準的な形式（例：APA，AMA，Vancouverなど）に合わせる際に有用です．

[論文原稿] で参照しているウェブサイトやオンライン資料の引用方法を，標準的な書式に合わせて明瞭化してください．

 ChatGPTの回答（抜粋）　　回答の精度 ★★★★★

【修正前】

"International Pediatric Dermatology Society guidelines on atopic dermatitis. Accessed Jan 10, 2023. www.○○○.org/guidelines/ad"

【修正後（AMA例）】

"International Pediatric Dermatology Society. Guidelines on Atopic Dermatitis in Children. Published 2022. Accessed January 10, 2023. https://www.○○○.org/guidelines/ad"

プロンプトのアレンジのコツ

- ウェブサイト引用を「書籍引用」「会議録参照」「データベース参照方法」へと置き換え可能．標準的な書式への整合は，論文以外の出版物や各種レポートにも応用できる．

効果的な活用のためのポイント

- 主流のスタイルガイド（例：APA，Vancouver，Chicago など）を参照し，ウェブサイトの引用ルール（著者，タイトル，URL，アクセス日）を明示的に整える．
- 引用形式を統一し，文献一覧における位置づけや他の引用形式との整合性を確保する．
- 読者が出典情報を容易に追跡・検証できるよう，必要な要素を過不足なく記載する．

関連プロンプト

283 [論文原稿]の参考文献リストからウェブサイト引用のみ抜き出し，指定された引用スタイルに再構築してください．

284 [論文原稿]で参照したオンライン資料に DOI がある場合，URL の代わりに DOI を用いる修正案を提示してください．

285 [論文原稿]で引用しているオンライン補足資料（例：追加データ，画像，動画）の標準的な引用法を示してください．

164　第3章　論文作成で役立つプロンプト

フォーマットを整える際に有用なプロンプト

286　利益相反に関する記述を投稿規程に沿って追加してください：[企業名と利益相反の内容].

このプロンプトは，論文投稿前に利益相反（Conflict of Interest；COI）の開示文言を明確化する際に有用です．製薬会社や医療機器メーカーからの研究支援，コンサルティング費用，講演料などが利益相反の対象となり得ます．読者や査読者が公平に研究内容を評価できるよう，投稿規程に沿った書式と明瞭な記述を心がけましょう．

以下の製薬会社および支援内容を踏まえて，投稿規程に従った利益相反記述を日本語と英語で併記して追加してください．会社名：DermCare Inc.，利益相反内容：研究資金提供．

ChatGPT の回答　　回答の精度 ★★★★★

「利益相反情報：本研究は，DermCare Inc. より研究資金の提供を受けていますが，研究計画立案，データ解析，結果の解釈には同社は関与していません．

Conflict of Interest：This study received research funding from DermCare Inc., but the company had no involvement in the study design, data analysis, or interpretation of the results.」

プロンプトのアレンジのコツ

- 「利益相反記述」要求を「研究倫理関連の記述」「被験者同意手続き説明」「データ共有計画の記載」など他の投稿要件にも転用可能．規程準拠という要素は，広く研究や出版のシーンで再利用できる．

効果的な活用のためのポイント

- ジャーナルや学会のガイドラインに沿って，利益相反の記述様式を確認する．
- 製薬会社名，提供内容，研究実施への関与度合いを明確に示す．
- すべての共著者の利益相反を網羅し，必要に応じて「利益相反なし」などの文言を加える．

関連プロンプト

287 [論文原稿]で記載した利益相反文言を，別ジャーナルの投稿規程（APAスタイル）に合わせて日英併記で修正してください．

288 [論文原稿]の利益相反欄で，全著者分のCOIを一括整理し，日英併記で標準的なフォーマット例を提示してください．

289 [論文原稿]の利益相反情報をより簡潔かつ明瞭に記述する日英併記の文例を提示してください．

フォーマットを整える際に有用なプロンプト

290 倫理委員会承認番号を確認し，投稿規程に沿って修正してください：[承認番号]．

研究倫理に関わる記述をジャーナル規程に即して明確化・修正する場合に有用です．臨床研究（例：小児アトピー性皮膚炎患者を対象としたRCT）では，必ず倫理委員会での承認番号や承認日を明示する必要があります．投稿規程に従った記載により，研究倫理的な適正性を読者と査読者に示すことができます．

倫理委員会承認番号を確認し，投稿規程 [投稿先雑誌名] に沿って修正してください．承認番号：2021-AD-045（University X 倫理審査委員会）

ChatGPT の回答　回答の精度 ★★★★☆

「本研究は，University X 倫理審査委員会（承認番号：2021-AD-045）の承認を得て実施しました．
Ethical Approval：This study was approved by the Ethical Review Board of University X (Approval No. 2021-AD-045).」

プロンプトのアレンジのコツ

- 「倫理委員会承認番号の修正」を「IRB 申請情報」「臨床試験登録番号」「著作権許諾番号」などに広げ，さまざまな許認可・登録情報を整えるプロンプトへと展開できる．

効果的な活用のためのポイント

- 倫理委員会名，承認番号，承認年月日（必要な場合）を明瞭に記載する．
- ジャーナルガイドラインに従い，見出し（「倫理承認」など）や文体を統一する．
- インフォームドコンセント取得などが求められる場合は，その旨もあわせて記述する．

関連プロンプト

291 [論文原稿] の倫理承認情報を，ジャーナルの要求する Vancouver 形式に合わせ，日英併記で整えてください．

292 [論文原稿] で，倫理承認番号に加え，取得年月や IRB 連絡先情報などを記載する日英併記の文例を提示してください．

293 [論文原稿] の倫理関連記述全体（倫理承認番号，インフォームドコンセント，試験登録番号等）を明瞭かつ簡潔にまとめる日英併記の文例を示してください．

第 4 章

研究に役立つ
プロンプト

研究テーマのアイデア出しをするのに有用なプロンプト

294 [研究論文] に関する研究テーマを5つ提案してください.

このプロンプトは，既存の研究論文をもとに，さらなる研究の可能性を探るために使用します．元論文の知見を発展させたり，新たな角度から検討したりする研究テーマの提案に適しています．

[研究論文（糖尿病関連）] に関する研究テーマを5つ提案してください.

 ChatGPT の回答　　　回答の精度 ★★★★☆

テーマ：「スマートウォッチを活用した在宅運動療法の効果検証」
概　要：IoTデバイスによる運動量モニタリングと遠隔指導の有効性評価

テーマ：「運動療法アドヒアランスに影響を与える心理社会的要因の分析」
概　要：継続的な運動実施を促進/阻害する要因の特定

テーマ：「年齢層別の最適な運動処方プロトコルの開発」
概　要：患者の年齢特性を考慮した個別化プログラムの確立

テーマ：「運動療法と薬物療法の相互作用に関する研究」
概　要：併用効果の最適化と安全性の検証

テーマ：「運動療法による血糖コントロールの長期的効果の追跡調査」
概　要：5年間の追跡データに基づく効果の持続性評価

プロンプトのアレンジのコツ

- 「研究テーマ提案」を「臨床応用案」「教育プログラム案」「地域医療プロジェクト案」など別のアイデアの創出にも応用可能．対象となる資料を論文以外にも変えて同じ形式を利用できる．

効果的な活用のためのポイント

- 対象とする論文の分野や特性に合わせて，理論的背景の強化，手法の改善，臨床応用への展開など多様な角度のテーマを検討する．
- 既報の知見との差別化を図り，対象論文の限界点や未解明点を明確にしたうえで着想を得る．
- 論文のフォローアップ研究や，関連分野との連携による学際的アプローチを意識する．

関連プロンプト

295 [研究論文] の補完的な研究テーマを3つ提案してください．

296 [研究論文] と異なる対象集団で検証する研究テーマを提案してください．

297 [研究論文] の知見を臨床応用するための介入研究を提案してください．

研究テーマのアイデア出しをするのに有用なプロンプト

298 [データ] を用いた研究テーマを3つ提案してください．

特定のデータセットや収集可能なデータを活用した研究テーマの立案に使用します．データの特性を活かした実現可能な研究提案を行います．

 [匿名化したカルテデータ] を用いた研究テーマを3つ提案してください．

ChatGPT の回答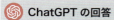

テーマ　　　：「機械学習による再入院リスク予測モデルの開発」
データ活用：患者背景，治療歴，検査値の時系列分析
期待効果　：早期介入による再入院予防

テーマ　　　：「処方パターン分析による医療の質評価」
データ活用：薬剤処方履歴，診断名，転帰データ
期待効果　：標準治療からの逸脱要因の特定

テーマ　　　：「医療資源利用の季節変動パターン分析」
データ活用：外来・入院患者数，検査件数の時系列データ
期待効果　：効率的な医療資源配分の最適化

プロンプトのアレンジのコツ

- 「[データ] を用いた研究テーマ」を「[データ] を活用した改善策」「[データ] をもとに設計する予防プログラム」などに変え,データの利活用時のアイデア生成プロンプトとして使い回せる.

効果的な活用のためのポイント

- 与えられたデータの特徴(規模,形式,対象領域)を考慮し,臨床・基礎・応用研究など多面的な観点からテーマを出す.
- 既存のギャップや未解決課題を踏まえ,実現可能性と新規性を両立したアイデアを示す.
- 将来のエビデンス蓄積や技術開発への発展性を考慮する.

関連プロンプト

299 [データ] の特性を活かした分析手法を 3 つ提案してください.

300 [データ] を用いた研究における倫理的配慮事項をリストアップしてください.

301 [データ] 分析結果の実務応用方法を具体的に提案してください.

研究テーマのアイデア出しをするのに有用なプロンプト

302 [疾患名] と AI に関する研究テーマを3つ提案してください．

特定の疾患に対する AI 技術の応用可能性を探る研究テーマの提案時に使用します．診断，治療，予後予測などさまざまな側面からの検討が可能です．

パーキンソン病と AI に関する研究テーマを3つ提案してください．

 ChatGPT の回答　　　　　　　　　回答の精度 ★★★★★

テーマ：「スマートフォン加速度センサーと AI による歩行障害の定量評価」
手　法：深層学習による歩行パターン解析
目　的：早期診断と治療効果モニタリング
テーマ：「音声認識 AI を用いた構音障害の進行度評価システム開発」
手　法：自然言語処理と音声解析の統合
目　的：非侵襲的な症状モニタリング
テーマ：「機械学習による薬物療法の個別化支援システム構築」
手　法：患者データに基づく治療反応性予測
目　的：最適な投薬スケジュールの決定

プロンプトのアレンジのコツ

- 「[疾患名]とAI」を「[疾患名]と遠隔医療」「[疾患名]とバイオマーカー解析」など他の技術・領域との組み合わせに応用できる．同じ発想で，異分野融合を狙うプロンプトも作成できる．

効果的な活用のためのポイント

- 得られた研究テーマ案は，実際の研究計画立案時に詳細化するための出発点として利用できる．
- 診断，治療，予後など，臨床的有用性と実用性を考慮した研究デザインへと発展させる．
- 他施設データや大規模コホートを活用することで，より汎用性の高いモデル構築が可能となる．

関連プロンプト

303 [疾患名]におけるAI活用の技術的課題と解決策を提案してください．

304 [疾患名]のAI診断支援システム導入における実装戦略を立案してください．

305 [疾患名]のAI研究における患者参画方法を提案してください．

研究助成金の申請書を作成するのに有用なプロンプト

306 [研究テーマ]に関する研究助成金の申請書を作成してください.

指定された研究テーマに沿って,研究助成金申請書(Grant Proposal)を作成したい場合に有用です.助成金申請書では,研究の背景・目的・方法・期待される成果・実施計画・予算計画などを明確かつ説得力ある形で示す必要があります.初めて助成金獲得を目指す際や,指導医が後輩に申請書作成の要点を示す際,あるいは自身の研究計画を外部資金で推進するために提案書をブラッシュアップする場合に役立ちます.

 以下の研究テーマに関する研究助成金申請書を英語で作成してください.テーマは『高齢者慢性心不全患者を対象とした在宅心臓リハビリテーション介入の長期効果評価』です.

 ChatGPTの回答(抜粋)　回答の精度 ★★★★★

【英語提案書サンプル】
Title: Evaluating the Long-Term Efficacy of a Home-Based Cardiac Rehabilitation Intervention in Elderly Patients with Chronic Heart Failure

Background and Significance:
Chronic heart failure (CHF) is a growing public health concern, especially in aging societies. Although pharmacological treatments have improved survival rates, many patients continue to experience reduced exercise tolerance, poor quality of life (QOL), and frequent hospital admissions. Home-based cardiac rehabilitation (HBCR) has

emerged as a promising non-pharmacological intervention, yet robust long-term evidence supporting its efficacy and feasibility in elderly CHF patients remains limited.

Objectives :

This study aims to assess the long-term efficacy of HBCR in improving exercise capacity, QOL, and reducing hospital readmissions among elderly CHF patients. We will evaluate changes in the 6-minute walk distance (6MWD) and QOL scores over 12 months and examine potential reductions in healthcare utilization.

Methods :

- **Study Design :** A 12-month, prospective, randomized controlled trial.
- **Participants :** Elderly CHF patients (NYHA II–III) aged ≥65 years.
- **Intervention :** The intervention group receives a structured HBCR program, including aerobic exercises, resistance training, dietary counseling, and remote nurse-led follow-up. The control group receives standard care alone.
- **Outcome Measures :** Primary outcome: 6MWD improvement at 12 months. Secondary outcomes: QOL (SF-36), readmission rates, and patient-reported adherence.
- **Data Analysis :** Between-group differences will be assessed using mixed-effects models, adjusting for baseline covariates.

Expected Outcomes :

We anticipate that HBCR will yield significant and clinically meaningful improvements in exercise capacity and QOL, along with potential reductions in hospitalization. This could establish HBCR as a viable, cost-effective intervention strategy for elderly CHF patients.

Research Team and Timeline:
Our multidisciplinary team includes cardiologists, physiotherapists, dietitians, and nursing staff with expertise in CHF management and rehabilitation. Data collection, analysis, and reporting will be completed within 18 months of funding initiation.

Budget Justification:
Funds will support personnel (research assistants), equipment (heart rate monitors, exercise devices), and data management costs. No major capital expenditures are required. This modest budget ensures cost-effectiveness and scalability.

Conclusion:
This study will provide essential long-term data on the efficacy of HBCR for elderly CHF patients, potentially informing clinical guidelines and healthcare policies. By improving patient outcomes and reducing healthcare burdens, HBCR may serve as a cornerstone in personalized CHF management.

プロンプトのアレンジのコツ

- 「研究助成金の申請書」を「倫理審査申請書」「学内審査用概要」など他の提案書類の作成へと展開できる．対象テーマを変更することで，汎用的な申請書作成プロンプトにも応用可能．

効果的な活用のためのポイント

- 実際の助成金公募要項（文字数制限，セクション構成）に合わせて微調整を行う．
- 必要に応じて，先行文献やガイドラインへの言及を盛り込み信頼性を高める．

研究助成金の申請書を作成するのに有用なプロンプト　179

❌ 助成金審査員は研究成果や社会的インパクトに注目するため，臨床応用可能性・政策提言などを明確に示すと有利となる．

関連プロンプト

307 [研究テーマ] に対する助成金申請書に，先行研究との比較ポイントを追記し，研究の新規性を強調してください．

308 [研究テーマ] に基づく助成金申請書で，予算詳細をより具体的に示し，コスト効率性を強調する改善案を提示してください．

309 [研究テーマ] の助成金申請書を，エグゼクティブサマリーやインパクトステートメントを含めた形式に再構成し，審査員の関心を惹く工夫を加えてください．

第4章 研究に役立つプロンプト

研究助成金の申請書を作成するのに有用なプロンプト

310 臨床研究実施計画書を作成してください：[研究テーマ].

このプロンプトは，臨床研究（Clinical Study）の実施計画書（Protocol）を作成する場合に有用です．臨床研究実施計画書には，研究背景・目的・デザイン・対象者選定基準・介入内容・評価項目・統計解析計画・倫理的配慮・スケジュールなど，研究を適正かつ倫理的に遂行するための詳細な情報が求められます．臨床研究を立ち上げる際，指導医が後輩にプロトコル作成を指導する際，または研究チームでプロトコル草案をまとめる際に有用です．

[研究テーマ]：『高齢者慢性心不全患者に対する在宅心臓リハビリテーションの有効性評価』に基づいて，臨床研究実施計画書を日本語で作成してください．

ChatGPT の回答（抜粋）

回答の精度 ★★★★★

【臨床研究実施計画書（サンプル）】

1. 研究タイトル

「高齢者慢性心不全患者を対象とした在宅心臓リハビリテーションプログラムの有効性評価：前向き無作為化比較試験」

2. 研究背景と目的

近年，我が国では高齢化の進行に伴い，慢性心不全（CHF）患者が増加している．従来の薬物療法や外来リハビリテーションは一定の効果を示すが，通院困難な高齢患者には十分なアクセスが得られない場合がある．本研究では，在宅で実施可能な心臓リハビリテーション（Home-based Cardiac Rehabilitation, HBCR）の有効性と安全性を検証することを目的とする．

9. スケジュール
- 0週：対象者登録，ランダム割付
- 1～12週：介入群はHBCR実施，対照群は通常ケア
- 12週後評価：6MWD，QOL，再入院率などの測定
- その後のフォローアップ期間は追加解析のため設定可

10. 期待される成果
本研究により，高齢CHF患者における在宅心臓リハビリテーションの有用性と安全性に関する実証的エビデンスが得られれば，日常臨床への適用やガイドライン改訂の一助となる可能性がある．

プロンプトのアレンジのコツ
- 「臨床研究実施計画書」を「動物実験計画書」「疫学調査計画書」「社会実験プロトコル」などへ置き換え，同様の構成で異なる研究領域や対象に応用できる．

効果的な活用のためのポイント
- ジャーナル・学会・IRB（治験審査委員会）の要求に合わせて追加項目（中止基準，安全性評価計画など）を補足する．
- 必要に応じ，症例数設定根拠やパイロットデータなどの記載を加え，より説得力あるプロトコルへ発展させる．
- 実行可能性や資源調達計画も明確に示すことで，審査者や共同研究者の信頼を高める．

関連プロンプト
311 [研究テーマ]における臨床研究実施計画書に，症例数算出根拠やサンプルサイズ計算方法を追記して妥当性を強化してください．

312 [研究テーマ]に関する実施計画書に，中止基準や安全性モニタリング計画を明記し，リスク管理を明示的に示してください．

313 [研究テーマ]に基づく臨床研究実施計画書に，マルチセンターデザインを導入した場合の連絡体制や標準化手順を追記してください．

研究助成金の申請書を作成するのに有用なプロンプト

314 研究費の予算計画を作成してください：[研究内容].

研究実施に必要な費用を見積もり，予算項目ごとに整理する際に有用です．研究助成金申請，内部予算申請，あるいは学内外の資金確保のための書類作成時に役立ちます．研究費の予算計画では，人件費，物品費，機器利用料，データ解析費用，旅費，印刷製本費などを明示し，資金使途を合理的かつ透明性のある形で示すことが求められます．

[研究内容]：『高齢者慢性心不全患者に対する在宅リハビリテーションの長期効果を評価する臨床研究』に基づいて，1年間の予算計画を日本語で作成してください．

ChatGPTの回答（抜粋）　　回答の精度 ★★★★★

【予算計画例（1年間）】

1. **人件費**（研究補助者，データマネージャー，リサーチナース）
   - 研究補助者（非常勤1名×時給1,500円×週20時間×50週）＝1,500円×20h×50週＝1,500,000円
   - データマネージャー（非常勤1名×時給2,000円×週10時間×50週）＝2,000円×10h×50週＝1,000,000円
   - リサーチナース（非常勤1名×時給2,500円×週10時間×50週）＝2,500円×10h×50週＝1,250,000円

   小計：3,750,000円

2. **物品費・消耗品費**
   - 簡易型心拍数モニター（10台×50,000円/台）＝500,000円
   - トレーニング用チューブ，マット，運動指導パンフレット印刷費＝100,000円

小計：600,000 円

6. 印刷・製本費・事務費
- 資料印刷・配布物作成＝50,000 円
- 報告書製本，郵送費用＝20,000 円

小計：70,000 円

合計：3,750,000 円（人件費）＋600,000 円（物品費）＋250,000 円（機器利用費等）＋150,000 円（データ管理費）＋100,000 円（旅費）＋70,000 円（印刷費）
＝ 4,920,000 円

プロンプトのアレンジのコツ

- 「予算計画」を「スケジュール案」「リソース割当計画」「人員配置計画」へ変えて，同様のロジックでプロジェクト管理全般に応用できる．

効果的な活用のためのポイント

- 実際の報酬水準や物価を反映：施設内規程や相場に合わせて単価を調整する．
- 大規模研究では，機器レンタル費用や保守費用など，より詳しい項目を追加する．
- 研究計画の期間延長や症例数増加に応じて費用増減を行う．

関連プロンプト

315 [研究内容] の予算計画において，コスト削減策を検討し，代替案を提示してください．

316 [研究内容] で国際共同研究を想定した場合，海外調査や国際学会参加を組み込んだ予算計画への変更案を示してください．

317 [研究内容] における予算計画を，資金獲得可能性向上のため，費用対効果を強調する文言を付記して再構成してください．

研究助成金の申請書を作成するのに有用なプロンプト

318 以下の研究計画の概要を300文字以内でまとめてください：[PDF]

このプロンプトは，提示された論文（PDF）の内容を簡潔に要約し，読者が短時間で論文の概要を把握できるようにする場合に有用です．要約は研究背景，目的，方法，結果，結論を含めたコンパクトなまとめとなるよう心がけます．研修医や学生が限られた時間で多数の論文を把握したい場合，指導医が後輩へ要点抽出の訓練を行う場合，または同僚に文献紹介する場合に役立ちます．

以下のPDF論文を参照し，その要点を300文字以内の日本語でまとめてください．主な結果と結論が明確にわかるようにお願いします．

ChatGPTの回答（抜粋）　　回答の精度 ★★★☆☆

【要約サンプル】
本論文は，高齢者慢性心不全患者に対する在宅心臓リハビリテーションプログラムの有効性と安全性を検証した研究である．無作為比較試験により，12週間の在宅介入群で運動耐容能（6分間歩行距離）が有意に改善し，有害事象の増加は認められなかった．QOLは改善傾向を示すも有意差には至らず，長期的追跡が必要とされる．結果より，在宅型介入は日常的実践への応用が期待できる．
（文字数カウント例：約180文字程度）

研究助成金の申請書を作成するのに有用なプロンプト 185

プロンプトのアレンジのコツ

- 「300文字以内」といった文字数制限を「特定フォーマット内で要約」「専門用語を避けて」「キーポイントのみ」などへと変更し，さまざまな条件を課して異なる要約・再構成プロンプトへと展開できる．

効果的な活用のためのポイント

- 主要評価項目や結果，結論を優先：詳細な手法や背景説明は最小限にし，読者が研究の中心的貢献を理解できるようにする．
- 文字数制限遵守のために，冗長な表現や修飾語を避け，簡潔な文で要点を表す．
- 必要に応じ，文字数調整後に再計数し，制限内に収まっているか確認する．

関連プロンプト

319 [PDF]の要点を100語以内の英語でまとめてください．

320 [PDF]を一般向けに，専門用語をできるだけ避けて200文字以内でまとめてください．

321 [PDF]の要点から，特に臨床応用につながるポイントを100文字以内で抽出してください．

第4章 研究に役立つプロンプト

研究助成金の申請書を作成するのに有用なプロンプト

322 以下の研究内容に沿って，本研究の学術的背景や本研究の着想に至った経緯，研究課題の核心をなす学術的「問い」を記述してください：[研究内容]

研究内容（テーマや目的）に基づき，その研究が生まれた学術的背景や発想の経緯，そして最も重要な学術的問いを言語化する場合に有用です．研究計画書や助成金申請書，論文序論，研究概要書などで，読者に「なぜこの研究が必要なのか」「どのような知のギャップに挑むのか」を明確に示すことができます．

 以下の研究内容に沿って，本研究の学術的背景や本研究の着想に至った経緯，研究課題の核心をなす学術的「問い」を記述してください：『高齢者慢性心不全患者に対する在宅心臓リハビリテーション介入の長期効果評価』

 ChatGPT の回答（抜粋）　　　　回答の精度 ★★★★★

【記述例】
学術的背景として，慢性心不全（CHF）は高齢社会において有病率が増加し，医療経済負担や患者QOL低下が深刻化していることが国際的に指摘されている．従来，外来通院型や施設内での心臓リハビリテーションが運動耐容能や再入院率改善に一定の効果を示してきたが，高齢患者や通院困難な患者層には必ずしも十分な効果が及ばず，地域で継続可能な医療介入モデルが求められている．

本研究の着想は，在宅環境に根差した心臓リハビリテーション（Home-based Cardiac Rehabilitation: HBCR）モデルが海外で注目を集め始めた一方で，国内において長期的エビデンスが欠如している点に基づく．特に，高齢CHF患者が日常生活動作を維持・向上するには，通院不要で持続可能な介入が鍵となり得る，

という仮説が研究着想の出発点である.

この研究課題の核心となる学術的「問い」は,「高齢者 CHF 患者に対する HBCR が,従来型治療と比較して,長期にわたり運動耐容能および QOL を有意に改善し,再入院率を低減させるのか」という点に集約される.すなわち,在宅型リハビリテーションモデルは,従来モデルにはなかった高齢者特有の課題を克服し得る新たな戦略となり得るのか,が本研究の問いである.

プロンプトのアレンジのコツ

- このような詳細な説明要求は,「類似研究との比較」「研究の社会的意義」「技術的課題と課題克服戦略」など別の説明要素へと発展できる.対象となる [研究内容] を他のテーマや資料に変えれば,同じ形式で多様な記述要求に利用が可能.

効果的な活用のためのポイント

- 背景では先行研究や社会的ニーズを簡潔に提示する.
- 着想の経緯では「なぜ新たなモデルが必要なのか」を示し,既存研究の限界や改善余地を明確化させる.
- 学術的問いは一文で要約できるようなシンプルで焦点化した表現にする.

関連プロンプト

323 [研究内容] において,背景と着想経緯をもう少し詳細化し,先行研究の具体的なギャップを指摘する文を追記してください.

324 [研究内容] から導かれる学術的問いを数パターン提示し,それぞれの問いがもたらす学術的インパクトを簡潔に比較してください.

325 [研究内容] での学術的問いを,臨床・基礎・政策の3側面から再定式化し,異なる読者層に訴求できる記述例を示してください.

研究助成金の申請書を作成するのに有用なプロンプト

326 以下の研究内容に沿って,本研究の目的および学術的独自性と創造性を記述してください：[研究内容]

このプロンプトは,その研究が達成しようとする明確な目的(Objective)と,学術的な独自性や創造性(Originality and Creativity)を記載する場合に有用です.研究計画書・助成金申請書・論文序論などで,研究がなぜ新規性を有し,なぜ既存知見を超える価値があるのかを明確化できます.指導医が後輩に研究の独自性の示しかたを指導する際,または自らの研究アイデアを洗練させる場合に役立ちます.

以下の研究内容に沿って,本研究の目的および学術的独自性と創造性を記述してください：『高齢者慢性心不全患者を対象とした在宅心臓リハビリテーション介入の長期的効果評価』

 ChatGPTの回答(抜粋)　　回答の精度 ★★★★★

【記述例】

研究の目的：
本研究は,高齢者慢性心不全(CHF)患者において,在宅型心臓リハビリテーションプログラム(Home-based Cardiac Rehabilitation：HBCR)の長期的効果を明らかにすることを主要な目的とする.具体的には,12カ月以上にわたり,運動耐容能(6分間歩行距離)やQOL,再入院率,生活機能の変化を評価し,HBCRが従来の外来型リハビリや標準治療を凌駕する持続的有益性をもたらすか検証する.

学術的独自性と創造性：
本研究の独自性は,高齢者CHF患者という通院困難な集団に対

して，在宅環境で継続可能な介入モデルを長期的視点で評価する点にある．従来，多くの研究は短期的介入や施設ベースでのリハビリ評価にとどまり，持続的な効果や在宅性の利点は十分に検証されていない．本研究は，地域包括ケアや遠隔医療など新たな医療モデルと親和性が高く，従来のリハビリテーション手法を拡張・再定義する創造的アプローチといえる．これにより，高齢社会における慢性疾患管理への新たな知見を提供し，将来的な臨床ガイドラインや医療政策策定に資することが期待できる．

プロンプトのアレンジのコツ

- 「目的」「独自性」「創造性」の指示を「方法論的革新性」「エビデンスの新規性」「国際的インパクト」など他の強調表現に切り替えることで，同一の構造を保ちながらも別の分析の視点を要求するプロンプトへと展開できる．

効果的な活用のためのポイント

- 研究目的は明確かつ測定可能なアウトカムで示す．
- 独自性は先行研究との比較で際立たせる：従来の制約や未解明点を踏まえて新規性を強調する．
- 創造性は学際的観点や将来応用可能性を示す：地域医療モデル，遠隔医療，政策的展望などを絡める．

関連プロンプト

327 [研究内容]において，学術的独自性をさらに強調するため，先行研究との決定的な違いをもう1点追加して記述してください．

328 [研究内容]で設定した研究目的を，具体的な仮説と定量的評価指標を組み込んだ形で再定式化してください．

329 [研究内容]の創造性を強調するために，異分野融合や新たな技術導入の視点を加えた追記を行い，研究の発展性を示してください．

研究助成金の申請書を作成するのに有用なプロンプト

330 以下の研究内容に沿って，関連分野の研究動向と本研究の位置づけを記述してください：[研究内容]

研究内容に関わる学術領域で，現在どのような研究が行われ，どのような知の蓄積またはギャップがあるかを整理し，その中で本研究がどのような役割や新規性をもつかを明確化する場合に有用です．学術論文の序論後半，研究計画書，助成金申請書などで，読者が「この研究が既存文脈でどこに位置し，何を新たにもたらすのか」を理解する目的で活用できます．

以下の研究内容に沿って，関連分野の研究動向と本研究の位置づけを記述してください：『高齢者慢性心不全患者を対象とした在宅心臓リハビリテーション介入の長期的効果評価』

ChatGPTの回答（抜粋） 　回答の精度 ★★★★☆

【記述例】
近年，慢性心不全（CHF）患者を対象としたリハビリテーション介入は，運動耐容能やQOL改善，再入院率低下に寄与することが多くの研究で示されている．しかし，多くの先行研究は，病院や外来施設で実施されるプログラムに焦点を当てており，長期的効果や通院困難な高齢患者への応用可能性は限定的であった．また，遠隔モニタリングや在宅ケア技術の進歩により，家庭環境での継続的リハビリが注目され始めているものの，HBCR（Home-based Cardiac Rehabilitation）に関する十分な長期エビデンスはいまだ蓄積されていない．

本研究は，このような研究動向を踏まえ，特に高齢者CHF患者に焦点を当て，在宅環境でのリハビリプログラムを長期的視点で

評価する点で独自性を有する．既存の短期的評価や施設依存型介入の範囲を超え，在宅性・持続可能性・長期有用性という新たな観点から本研究は既存知見を拡張する．本研究が示す結果は，遠隔医療や地域包括ケアモデルとの統合を視野に入れた臨床応用のための基盤データとなり，既存研究群における「在宅型介入の長期評価」という未開拓領域を切り開く位置づけにある．

プロンプトのアレンジのコツ

- 「関連分野の研究動向」を「他領域への波及効果」「産業界との連携可能性」「患者団体・コミュニティの関心」など，学問外の観点に変えることで，研究内容の評価を広範囲に応用するプロンプトへ変換できる．

効果的な活用のためのポイント

- 先行研究の成果，また限界を簡潔に示し，課題やギャップを明確化する．
- 本研究がそのギャップをどう埋め，既存知識体系にいかなる新規性をもたらすかを明示する．
- その分野の動向（国際的合意，ガイドライン，技術的進歩）を踏まえ，本研究の戦略的な意義を示す．

関連プロンプト

331 [研究内容] について，先行研究の代表例を2，3挙げ，それらとの比較で本研究 [PDF] の進展している点を明確に示してください．

332 [研究内容] に関連するガイドラインやメタアナリシスを踏まえ，本研究がどのような欠落領域に挑むのか明示してください．

333 [研究内容] における技術的・社会的トレンド（遠隔医療，地域包括ケアなど）を反映した文言を追記し，本研究の時代的意義を強調してください．

研究助成金の申請書を作成するのに有用なプロンプト

334 以下の研究内容に沿って, 本研究で何をどのように, どこまで明らかにしようとするのかを記述してください: [研究内容]

このプロンプトは, 研究内容に基づき, 研究の具体的な目的・方法・期待される明確な知見の範囲を整理する際に有用です. 研究計画書, 助成金申請書, 論文序論などにおいて, 読者に「この研究はどんな問題に対し, どんな手段を用いて, どの程度まで解明するのか」を明示することで, 研究設計の透明性と合理性を高めることができます.

以下の研究内容に沿って, 本研究で何をどのように, どこまで明らかにしようとするのかを記述してください:『高齢者慢性心不全患者を対象とした在宅心臓リハビリテーション介入の長期評価』

 ChatGPTの回答(抜粋) 　　回答の精度 ★★★★★

【記述例】
本研究では, 高齢者慢性心不全(CHF)患者に対し, 在宅型心臓リハビリテーション(HBCR)介入を行い, その長期的効果を評価することを主眼とする. 具体的には, NYHA II-III 度の高齢 CHF 患者を対象として, 12 カ月間の HBCR プログラム(有酸素運動, 軽度筋力訓練, 栄養指導, 遠隔看護フォロー)を実施し, 介入前後および追跡期間中に運動耐容能(6 分間歩行距離)や QOL, 再入院率, 患者報告アウトカム(PRO)の変化を定量的に測定・解析する.

本研究は, 従来外来型・短期介入に偏りがちだったリハビリ研究に対し, 「在宅環境」という日常生活に即した場での持続的介入

が，どの程度まで持続的効果を発揮し得るかを明らかにする点に焦点を当てる．すなわち，「在宅型リハビリは高齢CHF患者の長期運動耐容能維持・QOL向上，そして再入院率低減にどこまで寄与し得るのか」という疑問に，定量的・統計的な根拠をもって回答することを目指す．

プロンプトのアレンジのコツ

- 「何を・どのように・どこまで」というフレームワークを，「誰が・いつ・どこで」や「なぜその手法なのか」など，別の問いかけの形式に変更することで，あらゆる研究やプロジェクトの計画説明に応用可能なプロンプトへ展開できる．

効果的な活用のためのポイント

- 「何を」：研究課題を明確な指標やアウトカムで示す．
- 「どのように」：研究デザイン，手法，評価項目を具体的に列挙してプロセスを可視化する．
- 「どこまで」：期待される結論の範囲や限界点を示し，過度な主張を避けて妥当な目標を提示する．

関連プロンプト

335 [研究内容]について，より詳細な手法（評価ツール，統計手法，サンプルサイズ）を付記して，何を・どのように・どこまで明らかにするかを一層明確化してください．

336 [研究内容]から，特に臨床応用可能性や政策的示唆がある場合，その可能性を強調し，研究で明らかにする範囲を具体的に示してください．

337 [研究内容]で使用する指標（アウトカム）を明記し，それぞれがどのような学術的問いに対する回答をもたらすのかを示してください．

研究助成金の申請書を作成するのに有用なプロンプト

338 以下の研究内容に沿って,本研究の目的を達成するための準備状況を記述してください：[研究内容]

研究実施のために現在どのような準備が整っているか,あるいは整備途中なのかを明確化する際に有用です．研究計画書,助成金申請書,倫理審査申請書などで,研究実施に必要なリソース(人員,設備,データ収集体制,倫理的承認状況,関連機関との連携など)が整っているか示すことで,計画の実現可能性をアピールできます．研究計画段階で不足点を洗い出す場合や,指導医が後輩へ適切な準備手順を示す際などに役立ちます．

以下の研究内容に沿って,本研究の目的を達成するための準備状況を記述してください：『高齢者慢性心不全患者への在宅心臓リハビリテーション長期評価』

 ChatGPT の回答(抜粋) 　回答の精度 ★★★★★

【記述例】
本研究の目的(在宅心臓リハビリテーションの長期的有用性評価)達成に向け,以下の準備を進めている．まず,対象となる高齢慢性心不全(CHF)患者の登録候補リストは,既存の臨床データベースから抽出済みであり,NYHA II–III 度の基準を満たす患者約 50 名を確保可能な見込みがある．研究実施施設の倫理審査委員会への申請書は既にドラフト段階まで完成しており,来月中の審議を予定している．リハビリテーション実施に必要な簡易型心拍数モニター,運動指導用パンフレット,遠隔看護支援システムは調達済みで,試験使用を通じた初期トレーニングも行っている．

また,研究チームは心不全専門医,理学療法士,管理栄養士,看

護師，データマネージャーから構成され，各職種の役割分担が明確になっている．データ収集・解析手順書も内部レビューを経て最終化済みであり，意図せぬ脱落例への対応や再入院時のフォローアップ計画も策定済みである．このように，人員・機材・倫理手続き・運用ルールといった要素が整えられつつあり，実際の研究開始に必要な前提条件は概ね満たされているといえる．

プロンプトのアレンジのコツ

- 「準備状況」を「実行計画」「リスクマネジメント」「チーム編成状況」といった別の観点に変更し，同じ形式で研究計画の他要素（進捗報告，資源管理，検証プロトコル）などにも展開してみよう．

効果的な活用のためのポイント

- 各準備項目（対象者確保，倫理面，機材・システム，スタッフ体制）を明確に区分する．
- 数量的な目安（患者数見込み，申請時期など）を示し，具体性を高める．
- 不足点や今後のタスクがあれば明記し，審査者や読者に実行計画をイメージしやすくする．

関連プロンプト

339 [研究内容] において，まだ整備中の要素（不足している機材や追加研修が必要なスタッフなど）を明示し，その解決策や見通しを付記してください．

340 [研究内容] への助成金申請書で，準備状況をさらに強調するために，既に確保している外部協力者や先行データを示してください．

341 [研究内容] について，国際的な共同研究を想定した場合，海外研究機関との連携や言語・時差対応のための準備状況を追記してください．

研究助成金の申請書を作成するのに有用なプロンプト

342 以下の研究内容に沿って,本研究がどのような国際性を有するかについて記述してください:[研究内容]

このプロンプトは,その研究が国際的な文脈でどのような意義や影響力をもち得るか,あるいは世界の関連研究コミュニティにどのように貢献できるかについて明示する場合に有用です.国際性は,研究成果が世界的な問題解決に資する,海外研究機関との連携を通じて国際的ネットワークを構築する,あるいは独自の強みを世界に発信するなど,多様な形で示せます.

以下の研究内容に沿って,本研究がどのような国際性を有するかについて記述してください:『高齢者慢性心不全患者を対象とした在宅心臓リハビリテーションの長期評価』

  ChatGPT の回答(抜粋)　　　回答の精度 ★★★★☆

【記述例】
本研究は,高齢化と慢性心不全(CHF)が世界規模で進行する中,在宅型リハビリテーションによる持続的ケアモデルの有効性を長期的視点で検証する点で国際的な意義を有する.欧米を中心に遠隔医療や在宅ケアモデルの研究が拡大する中,本研究は我が国で蓄積された地域包括ケアの知見やきめ細やかな看護アプローチを組み込み,その結果を世界へ発信することで,国際的な議論を先導し得る.

さらに,本研究で得られた長期データは,各国が模索する高齢者慢性疾患管理戦略に新たな選択肢を提示できる.海外研究機関との共同研究やデータ比較を通じ,グローバルな患者層へ普遍的に適用可能な在宅型介入の基礎を築くことが可能である.加えて,

在宅リハビリテーションにおける日本独自の医療リソース配分や多職種連携モデルを国際舞台で紹介することで，我が国の強みを独自価値として発信し，世界の研究発展に寄与することが期待される．

プロンプトのアレンジのコツ

- 「国際性」を「社会的影響」「産学連携の可能性」「多職種連携」など，研究がもつ別の広がりや応用性に切り替え，同じ枠組みながらも他の視点（地域医療，倫理的視点，政策的背景）にも応用できる．

効果的な活用のためのポイント

- 世界的背景（高齢化，慢性疾患管理）と研究課題を結びつける．
- 国際共同研究の可能性や海外の関連研究との比較を含め，国際ネットワークへの統合を示唆する．
- 日本独自の医療・ケアモデルを強調し，国際研究コミュニティへの新たな視点を提供する点を強みとして示す．

関連プロンプト

343 [研究内容] について，[論文PDF] と本研究との接点や共同可能性を示してください．

344 [研究内容] が国際的ガイドラインや世界保健機関（WHO）の戦略にどのように寄与し得るかを記述し，国際政策的意義を強調してください．

345 [研究内容] から得られる知見が，異なる社会文化的背景をもつ国々でも応用可能であることを示すため，汎用性を示唆する記述を追加してください．

研究助成金の申請書を作成するのに有用なプロンプト

346 アップロードした論文の査読をしてください．ただし，以下の条件に従うこと：[条件].

このプロンプトは，アップロードされた論文を査読する際，指定条件に従って意見を提示する場合に有用です．査読者は，まず論文の要約を日本語・英語で簡潔に示し，その後 Major points（重要な問題点）と Minor points（細かな修正点）を指摘します．自分自身の論文を客観的視点から改善する練習として活用可能です．

以下にアップロードした論文があります．この論文を下記条件に従って査読してください．
日本語と英語の両方で記載
はじめに論文の要約を簡潔にまとめること
Major points として，大きな問題点，修正点を指摘し，改善策を3つ以上挙げること．
Minor points として，誤字脱字，表現を直したほうが良いところ，図の修正など，小さな改善点を3つ以上提案すること．

ChatGPT の回答（抜粋）　　回答の精度 ★★★★☆

【要約 / Summary】
（日本語）
本論文は，高齢者慢性心不全患者における在宅心臓リハビリテーションの長期効果を評価した無作為化比較試験を報告している．12 カ月間の介入後，介入群で 6 分間歩行距離が改善傾向を示し，QOL 向上も示唆されたが，統計的有意差に至らない項目も存在．再入院率に関する明確な改善は不明瞭である．サンプルサイズや追跡期間などの制約が指摘される．

(English)

This paper reports a randomized controlled trial evaluating the long-term efficacy of home-based cardiac rehabilitation in elderly patients with chronic heart failure. After a 12-month intervention, there was a trend toward improved 6-minute walk distance and QOL, although some results did not achieve statistical significance. The impact on readmission rates remains unclear. Limitations include sample size and follow-up duration.

【Major Points / 主要問題点（日本語/English）】

1. （日本語）サンプルサイズ不足：統計的有意差が出にくく，信頼性に懸念.

   (English) Insufficient sample size: Consider a larger cohort or a sample size calculation to ensure adequate statistical power.

2. （日本語）追跡期間の不足：12 カ月では「長期」効果と呼ぶには不十分.

   (English) Limited follow-up period: Extend the observation beyond 12 months to genuinely assess long-term outcomes.

3. （日本語）介入手法の詳細欠如：在宅リハビリ内容（頻度，強度，モニタリング方法）の具体性が不足し，再現性が担保されにくい.

   (English) Lack of intervention details: Provide explicit frequency, intensity, and monitoring procedures to ensure reproducibility.

4. （日本語）再入院率など臨床アウトカムの明確な検証不足：追加解析やサブグループ分析で，臨床的インパクトを明示すべき.

   (English) Unclear clinical impact on readmission rates: Conduct further analyses or subgroup assessments to clarify clinical significance.

（Major points は 3 つ以上必要なため 4 点提示）

【Minor Points / 軽微な指摘事項（日本語/English）】
1. （日本語）誤記訂正：結果セクションで「6分間歩口距離」となっている箇所は「6分間歩行距離」に修正．
   (English) Typo correction: In the Results section, "6分間歩口距離" should be corrected to "6分間歩行距離" (6-minute walk distance).
2. （日本語）用語統一：「リハビリ」「リハビリテーション」が混在しているため「リハビリテーション」に統一．
   (English) Terminology consistency: Replace all instances of "リハビリ" with "リハビリテーション" for a more professional tone.
3. （日本語）図1の凡例が不明瞭：介入群と対照群を明確に区別する配色やラベル追加を検討．
   (English) Figure 1 legend: Improve clarity by adding distinct labels or color coding to differentiate the intervention and control groups.

(Minor points は3つ以上必要なため3点提示)

プロンプトのアレンジのコツ

- この詳細な条件付き査読指示は，他の文書（報告書，プレゼン原稿）や別の言語水準，評価基準（技術的評価，倫理的観点，教育的有用性）にも容易に展開可能．また，Major/Minor以外の観点（データ妥当性，参考文献充実度）を追加するなど，評価軸を自由に変更できる．

効果的な活用のためのポイント

- Major points では研究設計・方法論的課題を明示し，改善案を提示する．
- Minor points では誤字・図表改善など技術的な修正点を示す．
- 日英両言語での提示により，多文化環境での査読トレーニングや指導に活用できる．

研究助成金の申請書を作成するのに有用なプロンプト **201**

関連プロンプト

347 査読時，Major points 以外にも倫理的・社会的インパクトに関する指摘を追加してください.

348 Minor points に，参考文献フォーマットや図表番号付け等の編集上の修正事項を追記してください.

349 同じ論文に対する査読コメントを，英語のみで再度まとめ，提出可能な形式で提示してください.

第4章 研究に役立つプロンプト

コラム　生成 AI の診断能力が専門医と同レベルにまで到達

　どの専門誌にもなかなか掲載を認めてもらえず苦労しましたが，先日，ChatGPT をはじめとする最新の生成 AI が皮膚科専門医とほぼ同等の診断精度をもつことを示す論文を発表しました. 今回の研究では，情報を精査・取捨選択する能力に関しては専門医の優位性を考慮していませんが，近い将来にはこの点も生成 AI が克服すると考えています.

　今後の展望として，まず生成 AI の診断能力が皮膚科専門医を上回り，医師の業務が軽減される段階が訪れるでしょう. その次のフェーズでは，皮膚科医の人数がこれまでほど多くなくても医療を維持できる状態に移行するかもしれません.

　皮膚科を生業としている身としては，こうした未来を見据えた準備が必要だと強く感じています.

第5章

コミュニケーションに
役立つプロンプト

メールを書く際に有用なプロンプト

350 [相手]に[用件]を伝えるメールを作成してください．

特定の相手（上司，同僚，学会関係者など）に対して，所定の用件（会議日程の連絡，依頼事項の伝達，報告や相談など）をスムーズかつ礼儀正しい形でメールにまとめたい場合に有用です．ビジネスメールや学術的コミュニケーションにおいて，明確な意図，適切な挨拶，簡潔な本文，敬意ある締めが求められます．海外の共同研究者に英語で要件を伝える際にも活用できます．

[相手]：学会事務局担当者
[用件]：次回学術集会のプログラム案送付
この条件でメールを作成してください．

ChatGPTの回答（抜粋） 回答の精度 ★★★★★

【メール例（日本語）】
件名：次回学術集会プログラム案のご送付について

学会事務局　〇〇様

平素より大変お世話になっております．
次回学術集会（開催予定日：XX月XX日）のプログラム案がまとまりましたので，添付ファイルにてお送りいたします．本プログラム案は，シンポジウム，一般演題セッション，特別講演の順に構成しております．
つきましては，ご確認のうえ，ご意見・ご要望がございましたら，〇月〇日までにお知らせいただけますと幸甚です．必要に応じて再調整の上，正式決定に反映したいと存じます．

今後とも何卒よろしくお願い申し上げます．

〇〇大学　〇〇研究室
氏名・連絡先

【メール例（英語）】
Subject: Submission of the Draft Program for the Upcoming Academic Conference

Dear [Conference Secretariat],

I hope this message finds you well.
Please find attached the draft program for the upcoming academic conference scheduled on XX Month XX, including the symposium, general sessions, and a special lecture.
Kindly review the attached program and share any comments or suggestions by [Date]. Based on your input, we will revise as necessary before finalizing the schedule.
Thank you for your time and cooperation.

Sincerely,
[Your Name, Affiliation, Contact Info]

プロンプトのアレンジのコツ

- 「メール」を「手紙」「公式文書」「社内連絡」「SNS上の短いメッセージ」などの別形式で試したり，相手を「上司」「患者」「取引先」「学生」などに変えてコミュニケーション様式を応用することもできる．用件も「依頼」「謝罪」「感謝」「報告」など別タイプへ展開可能．

206　第5章　コミュニケーションに役立つプロンプト

効果的な活用のためのポイント

🌀 宛先や件名は明確で簡潔に：メール開封時に何の用件かすぐに
わかる.

✳ 用件は箇条書きや明確な期日設定で，相手が行動しやすい情報
を提供する.

✖ 日英両言語での提示により，国内外コミュニケーションの練習
に活用できる.

関連プロンプト

351 [相手] に [用件] を伝えるメールで，会議参加依頼を中心とし
た英語メールを例示し，文化的慣習（敬称，休日等）を考慮し
た表現を加えてください.

352 [相手] に [用件] を伝えるメールで，返答が滞っている相手に
丁寧にフォローアップする文面を示してください.

353 [相手] に [用件] を伝えるメールから，余分な背景説明を削
り，最も重要な情報のみを提示した簡略版メールを再作成し
てください.

メールを書く際に有用なプロンプト

354 お礼のメールを作成してください：[感謝の内容].

このプロンプトは，相手に礼儀正しく，簡潔かつ好印象なメールで表現したい場合に有用です．研究協力者への謝辞，学会や面接でお世話になった方へのお礼，書類送付や情報提供をしてくれた相手への感謝など，多様な場面で活用できます．研修医・学生が初めて公式なお礼メールを書く際や，指導医が後輩に国際的な場での礼儀正しい表現を教える際にも有用です．

[感謝の内容]：先日の学会発表準備にあたり，スライド作成や発表練習に多大な助力をいただいたこと
この条件でお礼のメールを日英両言語で作成してください．

ChatGPT の回答（抜粋） 　回答の精度 ★★★★★

【メール例（日本語）】
件名：先日の学会発表サポートに関するお礼

〇〇様

平素より大変お世話になっております．
先日の学会発表準備にあたり，スライド作成や発表練習など多大なご助力をいただき，誠にありがとうございました．おかげさまで，当日は自信を持って発表に臨むことができ，聴衆からも好意的な反応をいただきました．
今後ともご指導・ご支援を賜りますよう，何卒よろしくお願い申し上げます．

○○大学○○研究室
氏名・連絡先

【メール例(英語)】
Subject: Appreciation for Your Support during the Conference Preparation

Dear [Name],

I hope you are doing well.
I would like to express my sincere gratitude for your generous assistance in preparing for my recent conference presentation. Your help with refining the slides and guiding me through the rehearsal process was invaluable, enabling me to present with confidence and receive positive feedback from the audience.
Thank you once again for your support. I look forward to your continued guidance in the future.

Sincerely,
[Your Name, Affiliation, Contact Info]

プロンプトのアレンジのコツ

- 「お礼メール」を「お詫びメール」「フォローアップメール」「紹介依頼メール」など別の意図のビジネス文書に転用できる．また，感謝対象を「共同研究者」「患者家族」「学会主催者」などに変えることで，汎用性が増す．

効果的な活用のためのポイント

- 感謝の具体的内容(スライド作成支援，発表練習サポート)を明記し，単なる一般的礼状より説得力をもたせる．
- 日英両言語で提示することで，国際的な環境でも流用できる．

メールを書く際に有用なプロンプト　209

❌ 件名や宛名などの基本要素を忘れず，受信者がメールの意図を
即座に理解できるようにする．

関連プロンプト

355 [感謝の内容] に加え，今後の協力関係継続や追加的な連携可
能性を示唆する文を 1 文加えて，お礼メールを作成してくだ
さい．

356 [感謝の内容] をより詳細に描写し，恩恵の大きさを強調した
感謝メールを作成してください．ただし，文章は過度に長く
しないでください．

357 [感謝の内容] について，日常的な表現よりもう少しフォーマ
ルで学術的な語彙を用いて，お礼メールの日英両文例を再提
示してください．

第5章 コミュニケーションに役立つプロンプト

患者対応に役立つプロンプト

358 患者からの苦情[苦情内容]に対し,丁寧に回答してください.

医療機関やクリニックなどで,患者から寄せられた苦情(待ち時間,応対態度,治療内容への不満など)に対して,礼儀正しく,真摯な姿勢で回答文を作成したい場合に有用です.苦情対応では,謝罪,事情説明,改善策の提示などを含め,患者の気持ちを理解し誠実に対応することが求められます.実際の院内マニュアル作成時にも活用できます.

[苦情内容]:『先日来院した際,受付での対応が冷たく,長時間待たされた.』
この苦情に対して丁寧な回答文を作成してください.

ChatGPTの回答(抜粋)　回答の精度 ★★★★★

【回答例(日本語)】
○○様

このたびは,当院での受付対応および長時間の待ち時間によりご不快な思いをさせてしまい,誠に申し訳ございません.患者様に安心して受診いただくことが当院の使命であるにもかかわらず,その期待に沿うことができなかったことを深くお詫び申し上げます.

今回ご指摘いただいた点については,スタッフ間で共有し,接遇教育の見直しおよび予約管理システムの改善に努めてまいります.今後は,受付対応の丁寧さや待ち時間短縮の工夫を強化し,再びご不快な思いをおかけしないよう取り組んでまいります.

何かご不明な点やご意見がございましたら，遠慮なくお知らせください．引き続きご信頼いただけるよう，努力を続けてまいります．

○○クリニック
責任者名・連絡先

 プロンプトのアレンジのコツ

- 「苦情回答」を「問い合わせ対応」「要望への応答」「クレーム対応マニュアル作成」などに発展させられる．同じやりかたで「関連病院からの要望」「受験生からの質問」などへの対応プロンプトとしても応用できる．

効果的な活用のためのポイント

- 患者の不満点を再度言及し，問題点を正面から認めることで誠意を示す．
- 解決策（スタッフ教育，予約管理改善）を具体的に言及し，改善姿勢を伝える．
- 過度な言い訳を避け，誠意ある謝罪と改善意思を明確にする．

関連プロンプト

359 [苦情内容]に加え，再度別の患者から似たような不満があった場合を想定し，組織的な改善策を強調した回答例を示してください．

360 [苦情内容]が医療行為の結果に関するものであったため，医学的根拠と患者の理解促進を重視した回答例を作成してください．

361 [苦情内容]への回答に，院内窓口を明記し，患者がさらなるフォローアップを受けやすくする一文を追加してください．

患者対応に役立つプロンプト

362 [疾患名および治療法] に関して，患者が理解しやすい説明文を作成してください．

新たな疾患名や治療法を患者へ説明する際，専門用語を易しい言葉に置き換え，イラストや比喩を用いてわかりやすい説明文を作成するために有用です．外来や病棟でのコミュニケーション，インフォームドコンセント文書の作成時，患者教育用パンフレットの作成時に活用できます．

糖尿病と内服治療（経口血糖降下薬）に関して，患者が理解しやすい説明文を作成してください．

ChatGPT の回答　　回答の精度 ★★★★☆

糖尿病は，血液の中の「ブドウ糖」というエネルギー源が多くなりすぎる病気です．体が食べ物からエネルギーをうまく取り込めず，血糖値が常に高い状態が続くと，目や腎臓，神経などに負担がかかります．

内服薬は，体が血糖値を上手にコントロールできるようにサポートします．たとえば，ある薬は体がインスリンを出しやすくし，またある薬は腸での糖分の吸収をゆっくりにして，血糖値の急な上昇を防ぎます．薬をきちんと飲むことで，普段の生活でも血糖値を安定させやすくなります．さらに，食事や運動，定期的な検査を組み合わせると，より健康的な状態を保つことができます．

プロンプトのアレンジのコツ

- 「患者が理解しやすい説明文」を「小学生が理解できる説明文」「専門家向けの詳細な解説」など別の読者層,あるいは別の専門度に変えて,さまざまなレベルの説明文作成プロンプトとして応用できる.

効果的な活用のためのポイント

- 得られた回答を実際の患者背景に合わせて簡略化,強調点の整理を行うとよい.
- 図解や具体例(普段の食事,日常生活習慣)を加えると,さらに理解が深まる.
- 患者が「なぜこの治療が必要なのか」を理解できるように動機づけや利益を示す.

関連プロンプト

363 [疾患名]の病態生理を一般的な中学生レベルで理解できるように説明してください.

364 [治療法]の副作用について,患者が不安を感じにくいような言い回しで説明してください.

365 [治療法]の効果をわかりやすく示すため,改善した症例のイメージを提示してください.

患者対応に役立つプロンプト

366 新しく処方する [薬剤] の服用方法と注意点に関して,患者が理解しやすい説明文を作成してください.

処方箋交付時や服薬指導で,患者が正しい服用方法や注意点を簡潔に理解できる資料や説明文を作成する場面で有用です.外来対応や薬剤情報提供書の補足資料作成に役立ちます.

 新しく処方する降圧薬(血圧を下げる薬)の服用方法と注意点に関して,患者が理解しやすい説明文を作成してください.

 ChatGPT の回答　　回答の精度 ★★★★★

このお薬は,血圧を安定させて心臓や血管にかかる負担を軽くするためのものです.毎日決まった時間に1回,水かぬるま湯で飲んでください.朝食後など,生活リズムに合わせて習慣化すると忘れにくくなります.

飲み始めは,めまいや立ちくらみを感じることがあります.特に朝起き上がるときや急に立ち上がるときは,ゆっくり動いてください.飲み忘れたときは,気づいた時点で1回分だけ飲み,次の時間に2回分をまとめて飲まないようにしましょう.

不安なことや,副作用らしき症状が出た場合は,すぐに医師や薬剤師に相談してください.

プロンプトのアレンジのコツ

- 「服用方法と注意点」を「検査受診時の注意点」「日常的なケア方法」「リハビリ時のポイント」などに置き換え,対象を薬剤以外の治療・ケアにも適用可能.さらに「患者」以外に「介護者」「学校保健スタッフ」など別の対象者向けにも展開できる.

効果的な活用のためのポイント

- 実際の用法・用量,注意すべき食事・併用薬などを加え,個々の患者の事情に合わせる.
- 図解や服薬カレンダーの利用を提案すると,さらに理解が深まる.

関連プロンプト

367 [薬剤] の主な副作用と,その症状が出た際の対処法をわかりやすく説明してください.

368 [薬剤] を正しく服用できるような1週間分の服薬スケジュールサンプルを提示してください.

369 [薬剤] の効果的な服用タイミングを図で示し,患者が見やすい形で提示してください.

患者対応に役立つプロンプト

370 [手術]の術前準備と術後経過に関して，患者が理解しやすい説明文を作成してください．

手術説明やインフォームドコンセント時に，患者が安心して手術を受けられるよう，前後の流れをわかりやすく示した説明文が必要な場面で有用です．患者用パンフレットやウェブサイト資料作成にも役立ちます．

> 胃切除術（胃の一部を切除する手術）の術前準備と術後経過に関して，患者が理解しやすい説明文を作成してください．

ChatGPT の回答　　回答の精度 ★★★★★

手術までの流れとして，まず手術の日が近づくと，血液検査や心電図，X線検査などを行い，体の状態を確認します．また，手術前日は早めの夕食後から水分以外は控えていただくことが多いです．これは，麻酔中に胃の中に食べ物が残らないようにするためです．

手術当日は，決まった時間に病院へ来ていただき，手術着に着替えて準備をします．麻酔が効いている間に手術を行い，目が覚めたときには既に手術が終わっています．

手術後は，最初は点滴で栄養をとり，胃が落ち着いてから少しずつお水やスープなどの軽い飲食から始めていきます．痛みがある場合は，お薬でコントロールできますので遠慮なく伝えてください．退院後は，徐々に普通の食事に戻せるようになりますが，最初は食べられる量が少ないかもしれません．体力を戻しながら，担当医や栄養士と相談して，少しずつ食事の幅を広げていきましょう．

プロンプトのアレンジのコツ

- 「術前準備と術後経過」を「検査準備と検査後の過ごし方」「退院後のフォローアップ計画」など幅広い医療行為のプロセス説明に応用可能.対象読者を家族・介護者に変えたり,説明文を箇条書きやイラストの補足などと形式を変更してもよい.

効果的な活用のためのポイント

- 実際の病院内のルールや食事制限,入浴制限など具体的な点を加えてカスタマイズする.
- イラストやタイムライン形式で示すとさらに理解が深まる.
- 質問が出やすいポイント(痛み,退院後の生活)を先回りして説明する.

関連プロンプト

371 [手術]の合併症リスクと,その対策について患者が理解しやすい説明文を作成してください.

372 [手術]後のリハビリ計画を患者向けにわかりやすく説明してください.

373 [手術]後に注意すべき症状をリストアップし,受診目安をわかりやすく示してください.

患者対応に役立つプロンプト

374

[検査] の目的と実施手順に関して,患者が理解しやすい説明文を作成してください.

各種検査(内視鏡,CT,MRI,血液検査など)を患者に説明する際,なぜ行うのか,どのように進めるのか,について平易な表現で示す場面で有用です.検査の同意取得や初診患者向けの資料作成に活用できます.

大腸内視鏡検査の目的と実施手順に関して,患者が理解しやすい説明文を作成してください.

ChatGPT の回答

回答の精度 ★★★★★

大腸内視鏡検査は,長いカメラを使って大腸の内側を直接観察する検査です.なぜ必要かというと,大腸ポリープや炎症,がんなどの異常がないかを,実際の映像で確かめるためです.早期に小さな変化を見つければ,治療もしやすくなります.

検査当日は,腸の中をきれいにするために下剤を飲み,トイレで何度か便を出します.これにより,カメラで大腸の壁をはっきりと見ることができます.検査中は,ベッドに横になり,肛門からカメラをゆっくり入れて大腸を調べます.痛みや不快感を和らげるためのお薬を使うこともできます.検査が終わると,少し休憩した後で帰宅できます.結果は担当医から後日説明されます.

プロンプトのアレンジのコツ

- 「検査」を「予防接種」「リハビリ評価」「カウンセリングセッション」などの他の医療行為や手続きに転用可能．同じ構造で別の場面においても，患者教育ツールとして使えるプロンプトを作成できる．

効果的な活用のためのポイント

- 実際の検査時間，麻酔の有無，食事制限や検査前後の注意点などを追加する．
- 検査後に起こり得る軽い症状や合併症のリスクなど，患者が疑問に感じやすい部分を補足する．

関連プロンプト

375 [検査]の結果が出るまでの期間や，その後の対応について患者が理解しやすい説明文を作成してください．

376 [検査]に関する事前準備（食事制限・薬物中止など）を患者へ簡潔に説明してください．

377 [検査]後に考えられる軽い症状や，受診すべきサインを患者用にわかりやすく説明してください．

患者対応に役立つプロンプト

378 [案内内容]をクリニックの患者に知らせるための掲示物の文章を作成してください．

クリニック内に掲示するポスターやチラシなどで，患者に新たなサービス，予約方法，診療時間変更などを告知したい際に有用です．患者がすぐに目で見て理解できる簡潔でわかりやすい文章作成が可能になります．

 インフルエンザ予防接種の実施日程をクリニックの患者に知らせるための掲示物の文章を作成してください．

 ChatGPT の回答　　回答の精度 ★★★★★

【インフルエンザ予防接種のお知らせ】
今年度のインフルエンザ予防接種を下記の日程で行います．
実施期間：10月1日〜12月20日
接種可能時間：平日 9:00〜12:00，14:00〜17:00 ／
　　　　　　　土曜 9:00〜12:00
※予約優先／当日受付も可能

初めての方やご不明な点がある方は，受付またはスタッフまでお気軽にお尋ねください．
皆さまの健康を守るため，この機会にぜひご利用ください．

プロンプトのアレンジのコツ

- 「掲示物」を「ウェブサイト告知文」「SMS配信用メッセージ」「院内放送アナウンス」などの情報伝達媒体に変え，案内対象を「医療スタッフ」「地域住民」などの別の層に替えると，汎用的な広報や周知のプロンプトとして利用できる．

効果的な活用のためのポイント

- 強調すべき情報（期間，時間，問い合わせ先）を見出しや太字で明示する．
- 必要に応じてイラストやシンボルマークを配置し，視認性・親しみやすさを向上させる．
- 文字は大きく，専門用語を避け，患者目線で簡潔にする．

関連プロンプト

379 [案内内容] に関する患者向けリーフレット用の簡潔な説明文を作成してください．

380 [案内内容] を院内アナウンスで伝えるための放送原稿を作成してください．

381 [案内内容] に関して患者から想定される3つの質問と，そのわかりやすい回答例を提示してください．

教育に役立つプロンプト

382 [学習内容]の理解度を確認するためのテスト問題を[問題数]作成してください.

このプロンプトは,指定された学習内容に基づき,理解度を評価するためのテスト問題を所定の問題数で作成する場合に有用です.問題数,問題形式(選択式,記述式,真偽判定など),難易度などを工夫することで,学習者が該当分野の基礎から応用までを適切に習得しているかを確認できます.研修医・学生が知識の定着をはかる小テストを作る際,指導医が後輩への学習アセスメント問題を準備する際,あるいは学会セミナーでの理解度チェックとしても活用可能です.

[学習内容]:
『慢性心不全における在宅リハビリテーションの基礎概念』
[問題数]:5問
この条件でテスト問題を作成してください.

ChatGPT の回答(抜粋)　回答の精度 ★★★★★

【テスト問題例(日本語)】
1. (選択式)
   在宅心臓リハビリテーションの主な目的はどれか.
   A. 患者の通院回数を増やす
   B. 患者の運動耐容能や QOL 向上
   C. 医療費を上昇させる
   D. 外来リハビリ実施回数を減らす
2. (記述式)
   在宅リハビリテーションを行う際,患者への遠隔サポートや教育においてどのような専門職が関与するか,2つ挙げなさい.

4.（真偽判定）
在宅リハビリは，すべての慢性心不全患者において適用可能である．(True / False)

5.（記述式）
在宅リハビリ導入にあたって，患者の家族や地域コミュニティが果たす役割を一言で説明しなさい．

プロンプトのアレンジのコツ

- 「テスト問題」を「復習用クイズ」「応用演習問題」「ディスカッション用の問いかけ」など，学習評価以外の教育関連タスクに転用できる．問題数，難易度，回答形式の変更で多様な教育シナリオへと応用可能．

効果的な活用のためのポイント

- 難易度を段階的に設定：基礎的定義→応用的状況設定→判断力を問う問題へと展開する．
- 解答例や模範回答を後ほど提示し，フィードバックを与えることで学習効果を高める．
- 問題形式を多様化することで，単なる記憶力ではなく理解力・応用力を測定する．

関連プロンプト

383 [学習内容] に関するテスト問題を，選択式のみで10問作成し，基礎から応用まで難易度を上げる形で提示してください．

384 [学習内容] に関するテスト問題で，症例ベース問題を2問追加し，臨床現場への応用力を問うようにしてください．

385 [学習内容] の理解度評価テストに，計算問題やデータ解析を要する問題を1問加え，統計的理解力を測る工夫を示してください．

教育に役立つプロンプト

386 [研修内容] に関して, 研修指導医からの評価・フィードバックを作成してください.

研修終了後や学習会後に, 研修指導医が受講者(研修医や医学生)へ具体的なフィードバックを提供するために有用です. 評価表やフィードバックシートの作成時に活用できます.

 内科系総合診療研修に関して, 研修指導医からの評価・フィードバックを作成してください.

 ChatGPT の回答　　　回答の精度 ★★★★★

評価・フィードバック例:
「今回の総合診療研修では, あなたは幅広い症候群と疾患に対して柔軟にアプローチしていました. 初診患者の問診では, 適切なオープンクエスチョンを用い, 患者の主訴だけでなく生活背景にも目を向ける姿勢が非常に良かったです. また, 鑑別診断リストを作成する際, 内科的疾患に限らず整形外科的・精神科的要因も含めて考える点は総合診療の基本であり, 評価できます.
一方, 治療方針を立てる際に, ガイドラインや最新エビデンスへの言及がやや不足する傾向がありました. 次回は, 患者個別の状況に合わせながらも, 標準的な治療根拠を明確に示すことを意識してください. 総合的には, 患者中心の視点がよく身についており, さらなる文献活用で臨床判断力の向上が期待できます.」

プロンプトのアレンジのコツ

- 「研修指導医の評価」を「ピアレビュー」「受講者満足度調査コメント」「スーパーバイザーからの評価」など別のフィードバック源や評価形態へ置き換えて，類似の評価文書の生成に活用できる．

効果的な活用のためのポイント

- 受講者の強みと改善点をバランスよく提示し，具体例を示す．
- 次回の研修で重点的に強化すべき目標を明確化し，フィードバックを建設的な学習促進ツールとする．

関連プロンプト

387 [研修内容] に対するセルフアセスメントを記入するための質問項目例を作成してください．

388 [研修内容] の到達目標を可視化した評価ルーブリックの一例を作成してください．

389 [研修内容] 終了後，改善計画を立てるための振り返り質問例を3つ示してください．

教育に役立つプロンプト

390 [疾患名もしくは症状] における医療面接のシナリオを作成し，医療プロフェッショナリズムの視点から評価のポイントを解説してください．

医学生や研修医が患者面接を学ぶ際に，想定シナリオと，面接時に重要となるプロフェッショナリズムの要素（尊重，共感，患者中心アプローチ）を提示する場面で有用です．医療コミュニケーション教育やOSCE対策に活用できます．

慢性腰痛患者における医療面接のシナリオを作成し，医療プロフェッショナリズムの視点から評価のポイントを解説してください．

 ChatGPTの回答 　　回答の精度 ★★★★★

シナリオ例：
患者(50歳男性)は，数カ月前から続く腰痛で来院．痛みは徐々に悪化し，日常生活に支障をきたしている．仕事はデスクワークで長時間座りっぱなし．既往歴に特筆すべき疾患はないが，最近は仕事のストレスが増えている．

想定問答：
医師：「今日は腰の痛みについてお話を伺いたいのですが，具体的にどのような状況で痛みが強まりますか？」
患者：「長く座っていると痛くなって，立ち上がるときが特につらいです．」
医師：「なるほど，痛みが日常生活に与える影響についてもう少し聞かせてもらえますか？」
患者：「通勤中の電車や仕事中も集中できなくて……最近イライラして家族にも当たってしまいます．」
医師：「それはつらいですね．今の状況があなたやご家族の生活

にどんな影響を及ぼしているか，よく理解できます．痛みを軽くし，過ごしやすくする方法を一緒に考えていきましょう．」

プロフェッショナリズム評価ポイント：

共感的理解：患者の苦痛や生活上の困難に対し「それはつらいですね」と感情を受け止める表現．

患者中心性：患者が抱える問題（家族関係や仕事上のストレス）を全人的にとらえ，狭い医学的視点にとどまらない．

尊重と傾聴：オープンクエスチョンを用い，患者の語りを遮らず，患者の価値観や生活背景を尊重．

説明責任：痛みを軽減するためのプロセスや次のステップを患者にわかるように伝え，意思決定を共有する姿勢．

プロンプトのアレンジのコツ

- 「医療面接シナリオ」を「医療倫理ディスカッション」「インフォームドコンセントのロールプレイ」など他の教育的シナリオへと拡張できる．評価の視点を「コミュニケーションスキル」「チーム医療連携」などといった別の教育目標に転換すれば汎用性が増す．

効果的な活用のためのポイント

- 実習生・研修医が自身の面接を振り返るときのガイドラインとして利用できる．
- 同様のシナリオでのロールプレイ，フィードバックを繰り返すことでスキルを定着させる．

関連プロンプト

391 [症状]を訴える患者との面接で共感的関わりを強化するための質問例を3つ示してください．

392 [症状]を有する患者の文化的背景を踏まえた面接上の配慮すべき点を示してください．

393 [症状]の医療面接時に，患者の理解度を確認するためのチェックポイントを3つ提示してください．

教育に役立つプロンプト

394 [疾患名もしくは症状]を用いて,カルテ記載の練習のためのシナリオを作成し,カルテ記載例をSOAP形式で提示してください.

医学生や研修医がカルテ記載を練習する際に有用です.典型的な症例を示し,その情報をSOAP形式(Subjective, Objective, Assessment, Plan)でまとめる例を提供できます.

上気道感染症(風邪症候群)を用いて,カルテ記載の練習用シナリオを作成し,SOAP形式でカルテ記載例を提示してください.

 ChatGPTの回答　　回答の精度 ★★★★★

シナリオ:
患者は30歳男性.2日前からくしゃみ,鼻水,のどの痛みが始まり,昨夜から微熱(37.8℃)を自覚.咳も出始めているが,痰はほとんどなく,水様性の鼻汁が続く.食欲はやや低下.特筆すべき既往なし.

SOAP形式カルテ例:
- S:「2日前からのどがイガイガして,鼻水が出始めました.昨夜から微熱があって,だるさもあります.咳は出ますが,痰はほとんどありません.」
- O:体温37.8℃,呼吸音清,咽頭発赤軽度,鼻粘膜軽度腫脹,水様性鼻汁あり.他は特記事項なし.
- A:急性上気道感染症(感冒)疑い.重症化の所見なし.
- P:対症療法(解熱鎮痛薬,抗ヒスタミン薬)処方.水分補給と安静を指導.必要に応じて再診を指示.

プロンプトのアレンジのコツ

- SOAP形式は他の記録スタイル(POMR, 問題志向型診療録)にも応用可能. 疾患や症状を変更し, またはカルテ記載例を英語で要求するなど, 多角的な臨床教育シナリオへと展開できる.

効果的な活用のためのポイント

- SOAP形式の記載手順を明確にし, 要点を簡潔にまとめる練習に活用する.
- より複雑な症例や慢性疾患のフォローアップ時のSOAP形式の記載例など, 段階的な練習にも展開できる.

関連プロンプト

395 [疾患名]の入院患者を想定したSOAP形式の記載例を提示してください.

396 外来フォロー中の[慢性疾患]に関するカルテ記載を練習するためのシナリオを作成してください.

397 [疾患名]に関する複数回の受診経過を, SOAP形式で時系列に整理する練習問題を提示してください.

教育に役立つプロンプト

398 以下のようなアンプロフェッショナルな学生に対し，効果的な指導方法と再発防止策を提案してください：[内容]

医学教育において，非専門的態度（無断欠席，患者やスタッフへの配慮不足，学習意欲の低下など）を示す学生をどう指導すべきか検討する際に有用です．教員の立場から，教育的・改善的なアプローチをまとめるために活用できます．

 無断欠席が多く，患者対応時に配慮を欠く態度をとる学生に対して，効果的な指導方法と再発防止策を提案してください．

ChatGPTの回答　　回答の精度 ★★★★★

指導方法：

個別面談：プライベートな場で学生と対話し，問題行動の背景を聞く．なぜ無断欠席が起きたのか，患者対応の際に何を考えていたのか，率直に問いかける．

期待値の再提示：医学生として求められる基本的なプロフェッショナリズム（時間厳守，患者への敬意，チームワーク）を再度明確化する．

ロールプレイ教育：患者役の模擬面接を行い，適切な態度や対応を実践的に学ばせる．その後，フィードバックを行い，改善策を具体化する．

再発防止策：

早期警告システム：無断欠席が一定回数を超えた段階で自動的に指導教官へ通知する仕組みを導入．問題が拡大する前に介入．

メンター制度：上級生や若手医師をメンターとし，日々の振る

舞いについて定期的なチェック・相談機会を設ける．
目標設定と評価：学期ごとに学業・態度目標を設定し，期末に達成度を評価．改善がみられない場合は，さらなる教育的処置（補習や追加研修）を行う．

プロンプトのアレンジのコツ

- 「アンプロフェッショナルな学生」を「チーム内の問題行動を取るメンバー」「患者対応が不適切なスタッフ」「非協力的な研究メンバー」などのように状況を変え，人材育成やコンフリクト解決の幅広いシナリオに利用可能．また，「再発防止策」を「改善のための教育プログラム」「モチベーション向上施策」に変えることで多様な指導戦略の構築に発展できる．

効果的な活用のためのポイント

- 個別指導だけでなく，制度的な仕組み（メンター制度，早期警告）を組み合わせることで，継続的改善を促す．
- 学生本人の視点を尊重し，動機づけやサポートを強化しながらプロフェッショナリズム意識を育む．

関連プロンプト

399 問題行動を繰り返す学生への段階的改善計画（ステップバイステップガイド）を示してください．
400 プロフェッショナリズム教育のための小グループディスカッション用ケースを1つ提示してください．
401 学生間でプロフェッショナリズム意識を高めるためのピア・フィードバック手順を示してください．

コラム AGIの登場でターミネーターの世界は訪れるのか

ぼくはChatGPTのような生成AIが大好きで，新しいツールが出ればすぐに使ってみるタイプです．ところが，そんなぼくでも「使うのが怖い」と感じたのが，AIエージェントという存在でした．AIエージェントとは，一度動き始めるとタスクをどんどん自動的にこなし，場合によっては自分自身の機能まで改善していく——いわば"自走式のAI"のようなものです．

なぜ怖いと思ったかというと，AIエージェントの先にあるのが"ターミネーターの世界"を連想させるAGI（汎用人工知能）だからです．現在の生成AIは，基本的にタスクごとに区切られた仕事をこなす段階にとどまっていますが，AGIはそれらのタスクを横断的に理解し，統括して考えることができます．さらに自らをアップデートし続けるので，理論的には指数関数的に賢くなっていくわけです．

今のAIは"手足"を持ちませんが，ここにロボット技術が加われば，物理的な行動を実行できるAGIが誕生し得るでしょう．そうなったとき，自己判断で動き続ける機械とどう共存していくのか——まさに映画のようなシナリオを想起させます．もちろん，すぐに人類が駆逐されるような事態が起こるとは断言できないものの，可能性をゼロと切り捨てられないのも事実です．

とはいえ，技術の進歩に際しては常に"危機管理"と"可能性の最大化"がセットです．ターミネーターの未来を回避するためにも，人間側がAIの設計思想や安全策をしっかりと構築しながら進化を受け入れていくしかありません．AIの恩恵を享受する一方で，その先に広がる未知のリスクとどう向き合うか——これが，いま私たちに与えられた大きな課題だと思います．

付録

日常生活で役立つ
プロンプト

234 **付録　日常生活で役立つプロンプト**

ライフイベントで役立つプロンプト

402 結婚式で新郎新婦を祝福するスピーチ案を考えてください.

403 子どもの入園式で保護者として述べるコメントを考えてください.

404 お葬式での弔辞を短く，故人との思い出を尊重する形でまとめてください.

405 子どもの入学祝いに贈る励ましの手紙を作成してください.

406 親戚の結婚式に出席する際，祝電を送るための一文を上品な言葉遣いで考えてください.

407 結婚記念日にパートナーへ贈る感謝のメッセージを短文で作成してください.

408 小学校同窓会を企画するため，出欠確認や会場調整を円滑に進めるメールテンプレートを提案してください.

409 親戚の法事参列時のマナー(服装，挨拶，香典の準備)を整理してガイド化してください.

410 新生児が生まれた友人家庭への訪問時，配慮すべきマナーや持参アイテムをまとめてください.

人間関係・コミュニケーションに役立つプロンプト

411 親友の誕生日に贈る手紙を作成してください.

412 遠方に住む家族とのビデオ通話をより楽しむ話題リストを挙げてください.

413 実家に久々に帰省する際，両親を喜ばせる小さなサプライズアイデアを考えてください.

414 年末年始に友人へ送る手書き年賀状の文例を提案してください.

415 仕事仲間への餞別メッセージを短く温かい言葉で考えてください.

416 海外留学中の友人に送る応援メッセージを英語で作成してください.

417 海外赴任する友人への送別の言葉を日英併記で考えてください.

旅行・お出かけに役立つプロンプト　235

418 久しぶりに会う昔の恩師へ送る近況報告メールの文例を考えてください．

419 友人へのお礼の手紙を書く際，心に残るエピソードを短く伝える構成例を示してください．

420 高齢の両親と定期的に連絡を取るため，週1回のビデオ通話で話すトピックリストを考えてください．

421 久々に会う旧友との再会をスムーズにするため，事前メールで共有するとよい近況情報を考えてください．

422 ペットロスで悩む友人への励ましメッセージと，一緒にできる思い出の整理法を考えてください．

423 ギフト選びに悩む友人のために，相手の好みに合わせたプレゼントアイデア出しワークシートを作成してください．

旅行・お出かけに役立つプロンプト

424 初めて海外旅行する際の必携アイテムリストを作ってください．

425 近所の公園でピクニックする際に持参すべきアイテムリストをまとめてください．

426 登山初心者が最初に挑戦すべき山と，その準備物リストを示してください．

427 家族旅行で子どもが喜ぶ観光プランを半日分考えてください．

428 週末の短期旅行プラン（1泊2日）をコストを抑えつつ楽しむアイデアを考えてください．

429 外国人観光客を自宅近辺で案内する際，半日で回れるおすすめスポットを提示してください．

430 車中泊旅行を計画する際に揃えるべき装備リストとその選びかたを提示してください．

431 ピクニック時に役立つ手軽なサンドイッチレシピ3種を挙げてください．

432 旅行記をブログにまとめる際，読者が参考にしやすい記述構成（移動手段，費用，食事，観光）を示してください．

付録　日常生活で役立つプロンプト

433 海外旅行前に簡単に習得できる現地語フレーズ集(挨拶, 感謝, 問い合わせ)を考えてください.

暮らし・住まいに役立つプロンプト

434 新居への引っ越し時, 効率良く荷造りする手順を考えてください.

435 自宅書斎を心地良い学習空間にするためのインテリア改善点を提案してください.

436 机の上を整理するのに必要なアイテムを教えてください. 整理に困っているのは, コードの配線や〇〇などです.

437 家庭内で使える共有カレンダーの運用ルールを考えてください.

438 家庭内でゴミの分別ルールを明確にするためのチェックリストを提示してください.

439 家庭で使う共用ボード(To-Do リスト)を有効活用するルールを決めてください.

440 家庭用プリンターで子どもの学習資料を印刷管理する方法(フォルダ分け, 日付ラベル付け)を提案してください.

441 子どもが勉強しやすい学習環境を整えるため, 机周りの配置と照明, ノイズ対策を提案してください.

442 引越し先のご近所へ挨拶する際, ちょっとした手土産と挨拶フレーズを考えてください.

443 季節の変わり目に合わせた衣替え計画(衣類点検, 不要品処分, 収納最適化)を提案してください.

444 日々の家計簿記入を継続するため, アプリ活用や 1 日 5 分ルールなどの維持策を提示してください.

445 家庭内でペーパーレス化を進めるためのスキャナー活用法と PDF 整理ルールを示してください.

446 一人暮らしのための, 簡単で作り置きできる料理レシピを作成してください.

447 週 1 回の自炊習慣定着のため, 簡単な献立ローテーション案を作成してください.

趣味・学びに役立つプロンプト　237

448 DIY で簡易本棚を作る際，初心者にわかりやすい設計図の描きかたと必要工具リストを示してください．

健康・美容に役立つプロンプト

449 自宅で簡単にできるヨガ初心者向け 1 週間プログラムを作成してください．

450 ランニング初心者が怪我なく走行距離を増やすためのトレーニング計画を組み立ててください．

451 自宅周辺でジョギングコースを選ぶ際，景観・安全性・距離を考慮したコース例を提案してください．

452 筋トレ初心者が 1 カ月で身につけるべき基本エクササイズと頻度を計画してください．

453 家庭で風邪予防のためにできる簡易対策(うがい，手洗い，換気)と実践ルールをまとめてください．

454 気分転換に始める軽いストレッチ習慣を朝・昼・晩 1 回ずつ行うメニュー例を考えてください．

趣味・学びに役立つプロンプト

455 写真撮影を上達させるための練習メニューを組み立ててください．

456 ギター演奏を上達させるため，1 カ月の練習スケジュールを立案してください．

457 読書を継続するため，毎日 30 分読書習慣を定着させる方法を提案してください．

458 プラモデル製作のモチベーションを維持するための SNS 発信アイデアを考えてください．

459 趣味で始めた水彩画を上達させるための週 1 回の練習課題を設定してください．

460 手芸を始める入門者向けに，最初に挑戦すべき作品アイデアと必要な道具を示してください．

461 カメラ初心者が風景写真撮影で注意すべき基本設定(ISO，シャッタースピード，絞り)を整理してください．

付録　日常生活で役立つプロンプト

462 楽器演奏(ピアノ)を独学で上達させるための練習日誌フォーマットを提案してください.

463 趣味で始めた詩作を続けるため,週ごとに異なるテーマで詩を書くチャレンジを企画してください.

464 趣味で始めた手品を家族に披露するため,練習手順と当日の演出ポイントを示してください.

465 趣味で集めた雑貨を整理するため,コレクション管理ノートの付けかたや分類基準を示してください.

466 語学学習(英語)の継続に向けて,毎日5分ずつできるトレーニングメニューを考えてください.

467 友人同士のオンライン勉強会で使える進捗確認リストを作成してください.

468 自宅でスキルアップするため,オンライン学習プラットフォームの活用法と進めかたを示してください.

469 音楽鑑賞をより楽しむための週1回のアルバム全曲通し聴き習慣の実行計画を示してください.

470 家庭用コーヒーメーカーで本格的な味を出すための豆選びと抽出手順を示してください.

471 コーヒー豆の味わいを比較するため,テイスティングノートの記録フォーマットを提示してください.

472 毎週末に試せる新しいレシピに挑戦するため,レシピ収集と評価記録方法を考えてください.

473 アクセサリー作りに挑戦するため,最初に揃える材料・道具と簡単なデザイン案を提示してください.

474 長期休暇にスキルアップするため,新言語(スペイン語)学習計画(教材選び,1日の学習配分)を提示してください.

475 家庭菜園を始めるためのステップバイステップガイドを作ってください.

476 園芸初心者がベランダでハーブを育てる際の水やり・日照管理のポイントをまとめてください.

477 週末にできる短時間のガーデニング作業(雑草抜き,簡易肥料やり)を計画化してください.

478 小規模な読書サークルを立ち上げる際,初回ミーティングで話し合うべきルール項目をまとめてください.

日常生活・その他に役立つプロンプト　239

イベント・パーティーに役立つプロンプト

479 ホームパーティー開催時，ゲストが楽しめるミニゲーム 3 種を提案してください．

480 映画鑑賞会を友人宅で行う際，ジャンル別にオススメ映画リストを提案してください．

481 スポーツ観戦が初めての友人と一緒に行く際，楽しみかたガイド（応援マナー，ルール解説）をまとめてください．

482 医局の忘年会で皆が楽しめるゲーム 3 種をリストアップし，その魅力を簡潔に説明してください．

483 年越しイベントを自宅で開催する場合，カウントダウンまでの進行プランとゲーム案を示してください．

484 家族全員が楽しめる，誕生日会の簡易クイズ大会企画（問題例付き）を提案してください．

485 自宅パーティーで子どもが喜ぶ簡単なお菓子作りレシピとデコレーションアイデアを考えてください．

486 自宅で映画鑑賞会を開催するため，テーマ決定から上映スケジュール作成までの進行例を提示してください．

日常生活・その他に役立つプロンプト

487 新年の抱負を実現するため，達成可能な小目標を 3 つ設定してください．

488 自宅でペットを撮影する際，スマホカメラで映える写真テクニックを 3 つ提案してください．

489 ペット（犬・猫）との室内遊びアイデアを 5 つ提示してください．

490 フリーマーケットで出品する際，値付けやディスプレイのコツを提案してください．

491 個人ブログを継続的に更新するためのテーマ選定法や更新スケジュール策定方法を考えてください．

492 カップルで料理を楽しむための共同クッキングレシピ（役割分担例付き）を示してください．

240　付録　日常生活で役立つプロンプト

493 休日に家で過ごす際，読書・音楽・運動をバランス良く組み込む 1 日のスケジュール例を考えてください．

494 子どもの夏休み自由研究アイデアとして，簡易な実験プランと観察記録法を考えてください．

495 災害時に備えて，家族で話し合うべき避難経路確認と緊急連絡先リストを作成してください．

496 写真共有アプリを使い，家族アルバムを共同管理するルールとタグ付け方法を決めてください．

497 カラオケで緊張せず歌うための選曲のコツやリラックス方法を提案してください．

498 仕事のスケジュール管理をする際に有効なカレンダーのルールを作成してください．

499 スポーツ観戦好きな人向けに，1 年間で追うべき主要大会カレンダーと応援準備リストを作成してください．

500 B'z 本人たちと一緒に「ultra soul」を歌うための具体的な方法を教えてください．

索引

欧文索引

AGI 232
AI エージェント 232
AI 技術の応用，疾患に対する
　　　　　　　　　　　　174
COI の記述追加 164
figure legend の標準化 160
IMRAD 形式 143
IRB 申請情報 167
Major points 198
Minor points 198
OSCE 対策 226
POMR 229
QOL の向上 42
SEO 用語の選定 157
SOAP 形式の提示，カルテ記載例
　　の 228

和文索引

あ

アカデミックな言い回し，論文表
　現の 140
アナフィラキシーショックの初期
　対応 64
アブストラクトタイトル，インパ
　クトのある 125
安全性，治療法の 84

い

医学教育，効果的な指導方法 230
医学用語の言い換え，難解な 56
異常値，健康診断結果の 36

遺伝的背景，疾患の 94
医療コミュニケーション教育 226
医療政策への提言，研究結果によ
　る 116
医療面接
　── での傾聴技法 61
　── のシナリオ作成 226
医療倫理のディスカッション 227
院内勉強会での発表 118, 124
院内マニュアルの作成 210
インフォームドコンセントのロー
　ルプレイ 227
インフォームドコンセント文書の
　作成 212, 216

う・え

ウェブサイト引用の標準化 162
英語発表の演題 126
英語への翻訳，日本語論文の 146
英語論文
　── のカバーレター作成 150
　── の校正 148
　── の査読 152
疫学，疾患の 80
疫学調査計画書の作成 181
エビデンスの強弱 82
エビデンスの整理 98
演題，英語の 126
演題，魅力的な 124

お

お礼のメール作成 207
お詫びのメール作成 208
オンライン資料引用の標準化 162

か

介護施設入所者の疾患　14
介護者への説明　59
回答文の作成，患者からの苦情に
　対する　210
ガイドラインの要約　20
ガイドラインを挙げる　88
介入方法，疾患の　99
カウンセリング技法　63
化学療法レジメン　50
学術的問いの言語化，研究内容の
　　　　　　　　　　　　186
学内審査用書類の作成　178
画像所見から考えられる疾患　19
画像所見に基づいた結果の作成
　　　　　　　　　　　　133
家族への説明　59
学会発表　107, 118, 122, 124
学会への抄録提出文作成　151
カバーレターの作成，英語論文の
　　　　　　　　　　　　150
カルテ記載の練習　228
環境的リスク因子，疾患の　95
環境要因，疾患の　96
患者説明，薬物療法開始時の　44
患者対応スキル　61
患者への質問　62
患者への説明　56
　――，薬物療法開始時の　44
　――，予後の　58
患者面接　226
患者用パンフレット作成　212, 216
関節痛患者の鑑別診断　71
鑑別診断
　――，関節痛患者の　71
　――，急性腹症の　66
　――，胸痛を訴える患者の　70
　――，高齢者の　12

　――，呼吸困難患者の　75
　――，小児の　10
　――，視力障害の　75
　――，頭痛を訴える患者の　72
　――，妊娠中の女性の　15
　――，腹痛の　75
　――，めまいを訴える患者の　74
　――，免疫不全状態の　17
　―― に有用な検査　8
　―― リストを挙げる　4

き

キーワードの整理，論文原稿の
　　　　　　　　　　　　156
既往歴から考えられる疾患　6
キャッチフレーズの作成　125
急性腹症の鑑別診断　66
教育プログラムの提案　171
胸痛患者の鑑別診断　70

く

苦情対応　210
グラフに基づいた結果の作成　133
グラフの解釈　113
クリティカルリーディングの訓練
　　　　　　　　　　　　100
クレーム対応　211

け

ケア方法，日常的な　215
掲示物の文章作成，患者への　220
外科的治療の適応　46
血液検査結果から考えられる疾患
　　　　　　　　　　　　18
結果の作成，論文の　132
研究会での発表　124
研究計画書の整合性　139
研究計画の概要まとめ　184

索引 **243**

研究結果に基づいた考察の作成
　　　　　　　　　　　　134
研究結果による論文の要旨作成
　　　　　　　　　　　　136
研究実施のための準備状況　194
研究助成金の申請書作成　176
研究設計の明示　192
研究テーマの提案
　——，研究論文に関する　170
　——，疾患と AI に関する　174
　——，データを用いた　172
研究動向，関連分野の　190
研究内容の学術的背景　186
研究の学術的独自性と創造性の記
　載　188
研究の限界点の追記　144
研究の国際性の記載　196
研究の目的の記載　188
研究背景に基づいた序論の作成
　　　　　　　　　　　　130
研究発表のスライド構成案作成
　　　　　　　　　　　　118
研究費の予算計画作成　182
研究倫理の記述，ジャーナルへの
　　　　　　　　　　　　166
健康診断の結果，異常値　36
健康政策提言　89
検査
　——，鑑別診断に有用な　8
　——，頭痛を訴える患者への　73
　——，特定の疾患が疑われる患者
　　への　32
　—— の同意取得　218
検査結果の説明　59
検査項目のリストアップ，複数症
　状に対する　28
検査受診時の注意点　215
研修指導医の評価作成　224

こ

考察の作成，論文の　134
公式文書の作成　205
校正，英語論文の　148
構成の見直し，論文の　142
構造化要旨の作成　137
交絡因子の考察　114
高齢者の疾患　12
呼吸機能検査結果から考えられる
　疾患　19
呼吸困難患者の鑑別診断　75
国際性，研究の　196
コミュニケーション，外来や病棟
　での　212
コンサルト依頼先，2 つ以上の症
　状　30

さ

最新知見のまとめ　82
在宅医療での重要な疾患　14
再発防止策，アナフィラキシー
　ショックの　65
再発リスクの説明　59
再発率低減策，疾患の　48
査読，アップロードした論文の
　　　　　　　　　　　　198
査読コメントへの回答作成，英語
　論文の　152
作用機序，治療法の　84
サンプルサイズの十分性，研究論
　文の　109

し

システマティックレビューから導
　き出される結論　101
疾患の理解，平易な　56
質疑応答，学会発表後の　122
質問方法，患者への　62

指定フォーマットへの調整　155
社会実験プロトコルの作成　181
社会的要因，疾患の　95
重症度評価スケールの解説　92
重症度分類，疾患の　24
手術説明文の作成　216
手術前同意　45
手術適応　46
小児患者への質問　63
小児の疾患，鑑別診断　10
情報バイアスの考察　115
症例報告
　——の研究結果　100
　——の研究限界　102
初期症状，疾患の　2
初期対応，アナフィラキシー
　ショックの　64
助成金申請時の添え状作成　151
助成金申請書の作成　176
序論の作成，論文の　130
視力障害の鑑別診断　75
診断基準の解説　90
診断の整理　80
診断プロトコル　89
心電図所見から考えられる疾患　19

す

スクリーニング法，疾患の　53
頭痛患者の鑑別診断　72
図の解釈　113
図の説明文の標準化　160
図表数制限への対応　155

せ

生活習慣，考えられる疾患　6
生活習慣改善策　22
精神心理的サポート，患者の　43
性別，鑑別診断　4

セクション長制限への対応　155
説明文の作成
　——，患者が理解しやすい　212
　——，検査の目的と実施手順に関
　する　218
　——，手術に関する　216
　——，服薬方法と注意点に関する
　　　　214
セルフモニタリング方法　23
選択バイアスの考察　115

そ

早期発見手法，疾患の　99
測定誤差の考察　115

た

退院基準　48
退院後のフォローアップ計画　217
多剤併用　54
多職種連携のポイント　30

ち

地域医療における重要疾患　14
地域医療プロジェクトの提案　171
地域特性，疾患の　97
著作権許諾番号の修正　167
地理的要因，疾患の　6
治療アルゴリズムの解説　92
治療オプションのリストアップ
　　　　30
治療ガイドラインの要約　20
治療効果の説明　59
治療効果判定用指標のリストアッ
　プ　35
治療指針，主要な　89
治療戦略，最新の知見を踏まえた
　　　　40

索引　245

治療法
　——，頭痛を訴える患者の　73
　——，副作用が少ない　52
　——　の整理　80
　——　の優先順位　38
鎮痛薬選択のポイント　77

て
データ
　——，研究の　132
　——　の解釈　112
　——　の利活用　172
手紙の作成　205
テスト問題の作成　222

と
問い合わせ対応，患者からの　211
統計手法の妥当性　108
動物実験計画書の作成　181
投与前検査のリストアップ　34

に・ね
日常生活指導，患者の　43
妊娠中の女性の診療　15
認知症患者への質問方法　63
妊婦，鑑別診断　11
年齢，鑑別診断　4

は
バイアス対策の適切性　109
バイアスの考察，研究結果の　110
汎用人工知能　232

ひ
非言語コミュニケーション，問診
　時　60
標準治療ガイドラインとの比較，
　アナフィラキシーショックの　65

病態生理的機序，疾患の　95
病態生理の整理　80

ふ
フィードバックシートの作成，研
　修内容の　224
フォローアップ期間の適正性　109
フォローアップ手順，アナフィラ
　キシーショックの　65
フォローアップメールの作成　208
副作用が少ない治療法の提案　52
副作用モニタリング，薬剤の　35
腹痛の鑑別診断　71
服薬指導　214
服薬中の鑑別診断　17
プレゼンテーション
　——，聴衆を惹きつける　120
　——　後の質疑応答　122
　——　スライドの構成　118
　——　の原稿チェック　139
フローチャートの作図　66
文化的背景の整理　82

ほ
放射線治療計画の立案　51
保存療法の適応　48
翻訳，英語の　146

め
メールの作成，相手に用件を伝え
　る　204
メールの作成，お礼の　207
メタタグ抽出，論文の　157
めまい患者の鑑別診断　74
免疫不全状態の鑑別診断　17
免疫療法の組み合わせ　51

も

文字数制限への対応，論文の　154
モチベーション維持策，患者への
　　　　　　　　　　　　　　63
問題志向型診療録の提示　229

や

薬剤，併用禁忌・注意の　54
薬剤の投与　34
薬剤の用量調整　35
薬物相互作用　55
薬物療法の開始　44

ゆ

有効性，治療法の　84
輸液の選択ポイント　76

よ

要旨の作成，論文の　136
要点抽出，論文の　184
要望への応答，患者からの　211
要約，論文原稿の　157
予後の説明，患者への　58
予算計画の作成，研究費の　182
予防策，疾患の　23, 53, 98

り

利益相反の記述追加　164
リスク因子，職業上の　97
リハビリ時のポイント，患者向け
　の　215
リハビリテーション，生活習慣改
　善のための　23
リハビリテーションプログラム選
　定のポイント　77
リハビリ導入時の説明　45
略語の一覧化，論文内での　158

臨床応用案，研究論文の　171
臨床研究実施計画書の作成　180
臨床試験結果の要約　86
臨床試験登録番号の修正　167
臨床推論スキル　4
倫理委員会承認番号の修正　166
倫理審査申請書の作成　178

れ・ろ

レビュー記事から導き出される結
　論　101
論文原稿のキーワード整理　156
論文全体の構成，効果的な　142
論文
　―― の結果セクションの作成
　　　　　　　　　　　　132
　―― の研究結果
　　　　　100, 104, 110, 116
　―― の研究限界　102
　―― の研究の交絡因子考察　114
　―― の考察　106
　―― の考察セクションの作成
　　　　　　　　　　　　134
　―― の修正　138
　―― の序論の作成　130
　―― の統計解析手法の妥当性
　　　　　　　　　　　　108
　―― の表現，アカデミックな　140
　―― の文字数制限　154
　―― の要旨の作成　136
　―― の要約　184
　―― の論理展開　138

わ

わかりやすい説明，患者への　56
ワクチン接種後の注意点　17